人はなぜ老いからのがれられないのか

老いが表現される症状100

杉山弘道
Hiromichi Sugiyama

風詠社

はじめに

動物は種によってそれぞれの最長寿命が決まっていますが、これは、死が、偶然におとずれるものではなく、遺伝子に組みこまれてプログラミングされていることの現れでもあります。その死に向かっての旅路である老いも、当然、遺伝子に組みこまれてプログラミングされているわけで、それが、旅路の途中であるか、あるいは、旅路の終わりに到着してからかはともかく、例外なく死ななければなりません。死への旅路は生まれたときにはじまる、ともいわれますが、いずれにしても、老いの旅路、それが死に向かっての旅路であることは間違いないのです。

小著では、人は、なぜ、老いからのがれられないのか、そして、その老化をすすめる仕組みの主役はなにか、それと、老いを自覚するきっかけになる症状（小著で述べられる、老いによる変化、それらの多くは、生理的変化の範疇にあり、病気ではありませんので、病気の状態を表す「症状」、という単語で表現するのは適切ではないのですが、これからも、あえて、この単語を使っていきますのでご了承ください）について考えてみることにします。

最長寿命に向かう途中で死にいたる病を誘《いざな》い、最終的に老死をもたらす老いは、種の存続には必須であるにもかかわらず、個にとって、老いることでのメリットはほとんどなく、デメリットばかりです。小著では老いることで現れる症状を器官や臓器の変化に由来するものと機能の変化に由来するものとに区分して列挙してみましたが、しかし、老いることで現れる個別の症状、そのほとんどは器官や臓器の器質的変化と機能的変化が合わさって生まれるものですから、この区分はおおよそでしかありません。

人はだれでも、また、人の器官や臓器はどれも、一定の年齢をすぎれば老いるのですが、老いのすすみ具合は、人それぞれで、また、器官や臓器それぞれで違います。早くに老いの目だつ人がいる一方、遅くまで若々しい人がいますし、一人の人間の器官や臓器でも、早くに老いるそれらと、遅くまで老いないそれらがあるのです。そして、このことが、老いのスタートする年齢についての判断が統一性を欠く因にもなっているのです。

人間の老化過程は、他の動物にくらべて極端に長く、はじまりは四十才くらい、終わりは長く見積もって百二十才くらいになります。したがって、四十才くらいからここにあげた項目に該当する症状が現れはじめ、年をかさねるにしたがって徐々にその数が増えていきます。ただし、ここにあげた一〇〇の項目（丸数字の項目です）は、その多くが、老いを、自覚するか、他に気づかれるきっかけになる症状、すなわち、老いのはじまりに現れるものですので、該当する項目が多くなれば多くなるほど老いによる変化の範囲がひろがっている、これは間違いないにしても、その（該当する項目）多い少ないがかならずしも老化の進行程度を表しているとはかぎりません。

ちなみに、人間の老化過程が他の動物にくらべて極端に長くなった要因はたくさんありますが、そのなかの大きな一つが、老いることで自らでは生きる能力がなくなった個に、人間だけがその後も生きられる環境を提供できるようになったことです。そして、自らでは生きる能力がなくなった個がなお生きられる環境、その環境づくりに大きく寄与しているのが「介護」です。人間は年老いて自力では生きられなくなったお年よりを介護によって生き延びさせることができますが、飼育されている動物はともかく、野生動物は、それができませんから、自力での生きる術を失った時点で生が終わります。これには、詳しくは述べませんが、人間以外の動物は子が独立した時点で親子関係が消えるのに対し、人間は、親か子、どちらかが死ぬまで、あるいは、死んでからでさえも、親子関係がつづく、という、人間と人間以外の動物では親子関係のあり様に違いがあることが大きくかかわっているのです。

たしかに、人間は、老化過程が長くなり、寿命が延びたのですが、しかし、そこに問題がなくはありません。それは、人間が、これまで、寿命を延ばすことだけに力を注ぎ、年をとってからの、生きるに必要な目標や役割の構築、すなわち、生き甲斐づくりをなおざりにしてきたことです。結果、生きてはいるものの、なんのために生きているのかがわからない、こんな状態にあるお年よりが少なくない現状になっているのです。

なお、症状を提示する項目の冒頭には、「お年よりは」ないし「年をとると」、という言葉が必要なのですが、本書ではそれをすべて省略してあります。

目次

装幀　2DAY

I

人は、なぜ、老いからのがれられないのか

人は、生まれ、ときに病み、そして、老い、死んでいく、これが自然の流れです。私たちが、お釈迦さまのいわれた、これら四苦（生老病死）のどれもから、なぜ、のがれられないのか、と問われれば、それへの答は、「人間が、種の存続が可能になるよう、有性生殖を選択したから」、となるのですが、ここでは、「老」と「生・病・死」とのかかわりを糸口として、「人は、なぜ、老いからのがれられないのか」、これへの答を探りだしたい、と思います。

1　人は、なぜ、生まれ、そして、死なねばならないのか

生物がこの世に生まれてきての究極の役割は、「種の存続に資すること」、と私は理解しています。

他の動物と同じように、人間も単細胞生物が進化して誕生しました。単細胞生物は分裂を繰りかえしての増殖ですから、増殖したすべての個が最初に分裂をはじめた個と同じ遺伝子を持つことになります。したがって、同じ遺伝子を持つことで均一な性質を持つそれらは、適した自然環境が変わりなくつづく、この条件さえ充たされれば、絶えることなく分裂もつづけられる、すなわち、それらの個が属する種も存続することになります。

しかし、地球の自然環境が同じ状態でありつづけることはないのです。たとえば、地球が誕生

したのは四十六億年前、最初の生命体が現れたのは三十八億年前だそうですが、その遠い昔、地球上には酸素がほとんどなく、そこでは、酸素を必要としない、むしろ酸素が嫌いな単細胞生物（嫌気性菌）が大勢を占めていました。その後、地球上に光合成（太陽光のエネルギーを利用して吸収した炭酸ガスを酸素に変換する）を営む植物が出現、大気中の酸素が増えてきました。大気中の酸素が増えてきましたので、酸素が嫌い、このような均一な性質を持つ単細胞生物はその多くが姿を消し、かわって、酸素を必要とする生物が勢力を伸ばすことになりました。種に属する個の性質が均一であると、変化した環境に、なかの一つが対応できなければ、その種に属するすべての個も同じように対応できないわけで、種全体が絶滅の危機におちいるのです。

このような長い年月を要しての大きな変化でなくとも、日常的に、生物を取りまく環境、すなわち、気温や湿度などは変化していますから、その変化に対応して種を存続させるには、性質の違った個体をつくっておく、すなわち、性質の異なる遺伝子を持った子孫をつくっておいたほうが有利になります。なぜなら、環境が変化したとき、その変化に対応できない個体は消えていくとしても、同じ種のなかに異なる性質を持った個体がいれば、なかにその変化に対応可能な個体が存在し、それらが生き残ることで種の絶滅が回避される可能性が大きいからです。

多様な性質を持つ個体をつくっておいたほうが種の存続に有利、とすると、それにはどうしたらいいか、となり、そこで選択されたのが有性生殖です。無性生殖では、世代を経ても、遺伝子の組み合わせが変わらず、同じ性質の個体しかつくれませんが、有性生殖であれば、遺伝子の組み合わせが世代を経るごとに多様になりますから、性質の異なる個体をつくるのが容易になります。多様な性質の子孫をつくるには、無性生殖ではなく、有性生殖でなければならないのです。このように考えると、動物がこの世に生まれてきての究極の役割は「種の存続に資すること」、これが正しければ、動物は、環境が変わっても種の存続が可能になることを目的として有性生殖を選択した、と解釈できそうです。

有性生殖を選択した、これは、新しい個の誕生を容認したことでもありますが、逆にいえば、生殖能力を失った個には死んでもらわなければならないことでもあるのです。なぜなら、死という現象が存在せず、個が生殖能力を失った後も生きつづけることになれば、種が獲得した生活領域や食糧を、生殖能力を失った個と、生殖活動中の個や生殖活動に備えて発育中の個が、分け合うか、それとも、奪い合いをしなければならないからです。かりに、個が、生殖能力を失うことなく、永遠に生殖活動をつづければもちろんですが、生殖能力を失った個が生き続けていても、新しい個が誕生することでその種に属する個は無限に増えていくわけですから、地球にはかぎられた面積とかぎられた食糧しかないのが現実ですので、いつか、かならず限界がきて破綻するのは必至なのです。

個が無限に増加する状況は、生活領域や食料が有限であることから、逆に、その個が属する種の存続を危うくするので、それを阻止するため、有性生殖を選択した種の個は、その選択と引きかえに、ある時点で、生殖活動を終え、消えなければならなくなった、それで個の寿命が有限でなければならなくなったのです。

つまり、「生老病死」、このなかの、「生（生まれること）」、すなわち、新しい個の誕生が避けられなくなったのは、種が、環境の変化に対応し、存続できるよう有性生殖を選択したから、「死」が避けられなくなったのは、有性生殖を選択したことで個が無制限に増えて種の存続が危うくなるのを回避するため、というわけです。

人が、「生」と「死」からのがれられなくなったのはこのような事情によるのですが、次に、「老」と「病」からのがれられなくなった事情について考えてみます。

2　人は、なぜ、老い、そして、病まねばならないのか

他の動物と同じく、人類も、環境に多少の変化があっても種の存続を可能にするために有性生殖を選択し、つれて、役割を終えた個は消えなくてはならなくなったのですが、かりに、死につながる病、そして、その病を誘い、さらには、最長寿命まで生きている個があればその個を老死させる老化現象、これがなければ、人間の寿命が百二十年とすると、だれもが、百二十才まで元気でいて、百二十才になってのある日、突然死ぬことになります。これはいかにも不自然ですから、この不自然さを解消するために、病による偶発死、それと、衰えによる老死が必要になり、

結果、死にいたる病を誘発し、心身を衰えに誘う老いが必要になったのです。そこでできたのが、生命活動のどの時点で老いがスタートすれば、だれもが最長寿命に到達した時点で死ぬ、この不自然さが解消され、老化が合理的な存在になるのか、という問題です。私は、それを解決するために、老いがスタートする時点、それを五つ仮定して、どれがもっとも合理的なのかを考えてみました。

(1) 心身の機能が上り坂にある途中で・・生殖活動に備えて発育中
(2) 心身の機能が上りきった頂点で・・生殖機能がマキシマムになったとき
(3) 心身の機能が上りきり、しかも、下降に移行するまでの水平状態をたもっているとき・・生殖機能がマキシマムを維持しているとき
(4) 心身の機能が下降しはじめたとき・・生殖機能が下降線を描いたとき
(5) 心身の機能が下りきった時点で・・生殖機能を消耗しきったとき

これらのどの時点で老いがスタートしたらもっとも合理的か、ですが、まず最初の三つの時点は、将来の生殖活動が期待できるか、あるいは、生殖機能が上り坂ないし絶頂期にあるのですから、これらの時点で老いがスタートしては、死につながる病とその病を誘う老いを受容してまで有性生殖を選択したことの意義がうすれてしまいます。

残るのは四番目と五番目しかないのですが、老いは、その進行につれて死につながる病を増やしていき、かりに、それをまぬかれて最長寿命にまで到達した個がいれば、その個を老死に誘う、これが、すべての個が、最長寿命に到達するまで元気でいて、最長寿命に到達した時点で死ぬ、この不自然さを解消するにもっとも理にかなった道筋になりますから、したがって、老いのはじまりは、病の発現する頻度が高まり、死が少しずつ現実味をおびてくる、四番目の心身の機能が下降しはじめたとき、となります。なぜなら、心身の機能が下降しはじめたり、死につながる病が現実味をおびてくる、これは老いに誘われて発現する現象で、老いがスタートしていなければあり得ないであろうからです。そして、かりに、偶発的な出来事での死をまぬかれて、老いの究極、百二十才くらいまで生きている個がいた、とすれば、その個は、五番目の心身の機能が下りきった時点で老死する、これが合理的な道筋になります。心身の機能が下りきった時点、これは老いの究極ですから、そこから老いがはじまるなどはあり得ないわけで、結局、老化のスタートは心身の機能が下降しはじめたとき、これしかないのです。

年齢からみた人口構成は、生まれてから病を誘発する老いがはじまるまでは、病で死ぬ個はほとんどいないことになりますので、かりに、生まれる個の数、そのペースが同じであれば、人口は増えも減りもしないで推移、すなわち四角形をつくり、老いがはじまってからは、病による死で徐々に人口を減らしながらすすみ、最長寿命に到達した時点でその数がゼロになるのですから、したがって、四角形の上に、その頂点が最長寿命となる三角形がつくられることになります。これが自然の想定した人口構成の推移なのでしょうが、しかし、現在、とくに先進国の現状は、生活環境が良好になったことや医療技術が進歩したことなどによって、老いがスタートしても、しばらくは、老いの誘う病で死ぬ個が激減し、最長寿命にちかづいてから死ぬ個が激増しましたので、老いがはじまってからの人口構成は、自然が想定したであろう三角形ではなく、釣鐘型になっているのが実態です。

老化のすすみを鉄路にたとえれば、老化のスタートは始発駅、途中にはたくさんの駅があり、ほとんどの個は、病を得るなどして、それらの駅で途中下車する（終着駅に着く前に死んでしまう）のでしょうが、終着駅は最長寿命に到達しての老死になります。人の場合、老化のはじまりやすすみ具合は、人さまざま、器官や臓器それぞれではありましょうが、それらを総合し、ならしてみれば、四十才くらいで老眼や筋力の低下など、老化現象がはじまりますので、始発は四十才くらい、ほとんどの個がさまざまな病気や事故で途中下車するとしても、動物にはそれぞれ種固有の最長寿命があり、人間はそれがおおよそ百二十才ですから、終着駅での下車は百二十才くらいになります。途中下車は、全員が百二十才で死ぬ、この不自然さを解消するためにあるのですから、旅の途中で死につながる病を誘っている老化現象がその不自然さ解消に大きく役立っているのは間違いありません。老化現象が、全員が百二十才で死ぬ、この不自然さを解消するに役立っている、この理解は、ほとんどの個が旅の途中で老いに誘われて発現した病で死ぬのですし、かりに、生き残っても、そのいきつくところが百才から百二十才くらいでの老死、これが例外のない現実ですから、現実とも矛盾しないのです。

つまり、「生老病死」、このなかの、「病」が避けられなくなったのは、だれもが、最長寿命、百二十才まで元気でいて、百二十才で突然死ぬ、この不自然さをなくすために最長寿命に向かう途中での「死」を円滑に具現化させるため、「老」が避けられなくなったのは、その「病」を誘発するためと、最長寿命まで生き延びた個を老死させるためなのです。

このように、人類をふくめて、有性生殖を選択した種に、「老」は必須になったのですが、その「老」をすすめる仕組みについて考えてみます。

II

老化をすすめる仕組み、その主役は

老化は、その途中で病を誘発、死にいたらしめることもありますし、最長寿命にまで生き延びさせることもありますが、いずれ、死に向かっての旅路で、そのエンドポイントが死ですから、老いがはじまればその進行に後もどりはありません。個それぞれで、また、器官や臓器それぞれで、そのスタートや進行速度に違いはあっても、それらすべてが間違いなく老いていくので、老いの進行は片道切符なのです。古来、世界のあちこちに「若がえり法」なるものがありましたが、老いの進行は、みかけはともかく、実態が片道切符ですから、それらに実効性があり得ないのは当然です。

だれもが、最長寿命まで生き延び、最長寿命に到達した時点で死ぬ、この不自然さを解消するために、最長寿命に向かう途中で死にいたる病を誘発し、最終的には最長寿命での老死をもたらす老いですが、その進行の仕組みについてはたくさんの説があります。しかし、老化進行の遅速に関与するだけの脇役的仕組みならともかく、老いをすすめる基本的な仕組みは、それがいくつもあってはおかしいので、一つでしかないはずです。

もちろん、動物は種によってその種の最長寿命が決まっていますから、その期限のある死に向かっての老化の進行を障害などの偶発的出来事や突然変異などの偶然のかさなりだけに頼るのは不合理なので、それが合理的であるためには、老化には期限のある死に向かっての必然的な仕組みがなければなりません。とすれば、必要なのが「期限のある死に向かっての必然的な仕組み」ですから、それ（老化）は、遺伝子に組みこまれていて、代々受けつがれていくものでなければ不自然です。かりに、死が、病や障害などの偶発的出来事、あるいは、突然変異などの偶然のかさなりだけでおとずれるのであれば、希有ではあっても、たまたまそれらの出来事や変異からまぬかれて、二百才とか三百才まで生き延びる個があってもいいことになりますが、それがないのですから、最長寿命とそれを規定する老化の仕組みは、その枝葉部分は環境や生活様式によって老化が速まったり遅くなったりすることがありますから変わり得るのは当然としても、その根幹部分は変わることなく継続して次世代に受けつがれる種固有の存在でなければならないのです。

ここでは、老化進行の主役、となる仕組みを探り、かりに、その進行を遅らせる対応策がありそうであれば述べてみたい、とは思いますが、しかし、基本的に、老化は遺伝子に組みこまれているプログラムにしたがって進行する、と考えられますので、ここで紹介している仕組み、それが、老化進行の主役でなく、単に老化を促進しているだけ、すなわち、脇役でしかなければともかく、老化進行の主役であれば対応策はなくて当然になります。

これまでに想定されている老化の仕組みには、活性酸素による老化、障害累積による老化・突然変異累積による老化・有害物質の累積による老化・ストレス累積による老化・同一の物質に二面作用（有利と不利の）があることでの老化・免疫機能の衰えによる老化・生活環境に適応するための老化・限度のある細胞分裂、このようなものがあります。しかし、このなかで、限度のある細胞分裂、これは、ほとんど偶然性がなさそうですので、老化を遺伝子に組みこまれているプログラムにしたがって進行させ、エンドポイント（最長寿命）を決定づけている主役的な仕組みである可能性がありそうですが、それ以外は、どれも偶発性に左右される出来事のようで、老化を促進する要素にはなり得ても、老化をすすめる主役、すなわち、遺伝子に組みこまれてプログラミングされている老化の仕組み、と理解するには無理があるように思われます。

ちなみに、老死することは、最長寿命に到達したときばかりではなく、老化がなんらかの因があって急速に進行すれば、極端な例では、低体重、低身長で、早くから老人様顔貌、白髪、禿頭などになる早老症候群（ウェルナー症候群など）に罹患した人が十二才前後で老死するように、最長寿命に到達する前であっても稀ならずあり得ます。

1　活性酸素による老化

動物の、生きるため、活動するためのエネルギーは、摂取した食物を呼吸によって得た酸素で酸化することで生まれますが、その過程で、使われる酸素の二〜三%が正常の流れからはずれて活性酸素（通常の酸素にくらべていちじるしく化学反応を起こしやすい酸素）になります。発生した活性酸素は、対をつくっていない電子を持っていますので、体内で非常に不安定な状態で存在します。不安定な状態にある活性酸素は、細胞や組織を形成している蛋白質や脂質などと反応して対をつくることで安定しよう、としますから、それら（細胞や組織）が傷害され、老化が促進される、と考えるのです。たしかに、活性酸素が老化の促進因子であることは間違いないのでしょうが、しかし、その量は体内で使われる酸素の消費量に比例する、というのですから偶然性が大きく関与しているわけで、これを、老化をすすめる仕組みの主役、とするのは難しいようです。

ちなみに、活性酸素は、生体にとってわるい作用が多いのですが、有利と不利の二面性を持っていて、その性質を利用して外敵を防ぐはたらきもあります。白血球は活性酸素を放出して体内にはいってきた細菌やヴィールスを撃退していますし、抗ガン剤にも活性酸素を発生させてガン細胞を攻撃するものがあるのです。

体内で発生する活性酸素の量、それが、運動や食事、体の大きさ、そして、居住地の気温などとどのような関連があるのかをみてみます。

運動

体内に発生する活性酸素の量、その多寡は体内での酸素の消費量によって決まります。運動をすれば、代謝が盛んになり、酸素消費量が増えますから、発生する活性酸素も多くなるのです。

ハエは自由に運動ができないような狭いところで飼うと寿命が延びるそうですし、冬眠をする動物も、冬眠をさせなかった群と冬眠をさせた群の寿命をくらべると、多くの種で冬眠をさせた群のほうが長生きになるそうで、この場合、寿命の長短に関与するのが活性酸素だけなのかどうかに疑問がなくはありませんが、一応、ここでの寿命の長短、それを決めているのは活性酸素の量、とされています。

たしかに、運動をすると活性酸素が多く産出される、それは間違いないのでしょうが、しかし、動物の体には活性酸素を消去する活性酸素分解酵素（Super oxide dismutase SOD）とカタラーゼ（酸化・還元酵素の一つ）、という物質があり、これらは運動をつづけるとはたらきが強まりますし、また、運動によって廃用症候群現象（使わないと、その器官や臓器の機能が低下する現象）が回避できたり、運動が精神状態に良好な影響をおよぼすこともありますので、これらを併せ考えると、少なくとも人間では、過激な運動は避けるにしても、やはり、適当な運動は活性酸素の増加による害を上まわる益がある、と考えてよさそうです。ただし、活性酸素分解酵素は年をとると運動をしても若い人のようにははたらきが強まらないそうですから、若い人はともかく、お年よりは運動量が多くなりすぎないように注意することは必要かもしれません。とすると、長時間体をうごかす有酸素運動なるものが推奨されていますが、これは、酸素を使って糖質や蛋白質、脂質を分解するものですから、当然、活性酸素の産出量も増えるわけで、やはり、これも過度にならないのが賢明のようです。

摂取カロリー

たくさん食べれば、その処理には、当然、多くの酸素を必要とし、酸素を多く消費すれば、その量に応じて体内で発生する活性酸素の量も多くなります。

マウスやラットなどを使って食事制限が寿命にどのように影響するかを調べた実験が多くみら

れますが、制限食にした群は（ただし、ヴィタミン類は充分にあたえる）、自由に食べさせた群よりも、体の大きさは小さく、性成熟も遅くはなりますが、長生きになる、これがおおよそ一致した結論のようです。

摂取カロリーが少ないと、それをエネルギーに変換するに必要な酸素の量が少なくてすみ、結果として活性酸素の発生も少なくなることで、活性酸素による細胞や組織、臓器の損傷が押さえられて長生きになる、このように推測されるのです。しかし、もちろん過食は論外としても、過度に摂取カロリーが不足すれば、それも寿命をちぢめるでしょうから、やはり、食事は適量を摂取するのが最善であるのは間違いありません。

なお、制限食にした群は、性成熟が遅くなったから長生きになったのではなく、長生きになったから性成熟が遅くなったのだ、と私は考えています。動物は、この後、「Ⅱ8　生活環境に適応するための老化」で述べるように、人間をふくめてですが、寿命が延びると性成熟が遅くなるのです。

体の大きい動物ほど長生き

野生では、他からおそわれるなど、危険も多いでしょうし、また、食物が不足することもあるでしょうから、同じ種類の動物でも、飼われている状態と野生の状態では寿命の長さが大きく異なる可能性があります。いろいろな条件を加味して考えると、たぶん、飼われているほうが長生きで、野性のほうが短命、と推測されます。ですから、飼育されている動物種と野生の動物種の寿命の長短を単純に比較しても意味がないので、たとえば、動物園などで飼われている動物の寿命は、そこでの寿命がその動物種の寿命、と想定されることが多いのでしょうが、それが野性であればどうなのかはかならずしも正確にはわからないのです。

野ネズミはともかく、それ以外は飼われている状態でのものと思われますが、一応、各種動物の推定最長寿命は次のようになっており、おおまかには、体が大きいほど寿命も長くなっています。

	推定最長寿命
ゾウ	七〇年
ウマ	四五年
チンパンジー	四〇年
アカゲザル	二五年
イヌ	一五年
ウサギ	六年
野ネズミ	三年

体が大きいと、表面積と体重の関係で、体重グラム当たりの消費エネルギーは少なくなります。

したがって、体の小さな動物に比較し、体の大きな動物は、体重グラム当たりでは、酸素消費量が少なく、活性酸素の産出量も少なくてすむ、それで寿命が長くなる、と考えるのです。しかし、もちろん、寿命の長短を決めるのは活性酸素の量だけではありませんから、たとえば、犬は数百グラムの小型犬から数十キログラムにもなる大型犬がありますが、どちらもその最長寿命はほぼ一五年くらいで同じであるように、体の大きさと寿命の長さに関連のない例もたくさんあります。なお、このように、体重に違いがあっても同種であれば最長寿命がほぼ同じである、この現象は寿命の長さが遺伝子に組みこまれて子孫に受けつがれていることの証でもあるのです。

ちなみに、動物は、交配が可能かどうかによって、相手が自分と同じ種か違う種かを選別しているのではないか、と推測されます。散歩をしている途中で出会う犬など、数百グラムの小型犬と数十キログラムもある大型犬が、間違いなく、同種であることを認知している仕草をみせていますし、また、ブルドッグとプードルのように、同じ犬種でも外観の大きく異なるものがありますが、それでもおたがいに犬種であることを認め合っているのです。体型や体格からみれば、数百グラムの小型犬は、数十キログラムもある大型犬よりは猫のほうがはるかに自分にちかい存在、と認識してよさそうですし、数十キログラムもある大型犬は、数百グラムの小型犬よりは山羊や豚のほうがはるかに自分にちかい存在、と認識してよいはずなのに、そうは認識していないのです。

このように、体型や体格で自分と同じ種であるかどうかを識別していない、とすると、かれら動物が目の前に現れた相手が自分と同種であるか異種であるかを識別する材料は、それを、視覚的に識別するのか、あるいは、嗅覚的に識別するのかはわかりませんが、交配が可能か不可能かであろう、と考えるしかないのです。

気温

生活環境が良好であれば寿命が延びて生殖活動が遅くなり、生活環境がきびしくなれば寿命が短くなって生殖活動が早まるのですが、その生活環境には、当然、気温もふくまれています。たとえば、男女共に、東北六県の平均寿命が九州七県の平均寿命よりも短いのですが、その原因の一つとして、気温の違いがあるのではないか、と考えられるのです。なぜなら、人間は恒温動物ですから気温が低ければ体温維持により多くの熱量が必要になりますが、それを得るには多くの酸素を消費しなければならず、結果として、老化の促進物質である活性酸素も多く産出されるからです。九州ばかりではなく、沖縄に長寿者が多いのは、食事その他、さまざまな要因があるのかもしれませんが、この地方が温暖であることも要因の一つであろう、と想像されるのです。

たしかに、気温が高いと体内で産出される活性酸素の量が少ないから長生きしやすい、これはあっても不思議はないかもしれません。しかし、活性酸素の産出量を多くするであろう低い気温、それは老化を促進する因の一部にはなり得ても、それが老化をすすめる仕組みの主体になり得ないのは間違いないのです。なぜなら、温度環境が最適であれば老化は進行しないのか、といえば、そんなことはないからです。

2　障害累積による老化

障害累積による老化とは、老化の原因を生体内で発生する修復不能な障害の累積に求めるものです。

ＤＮＡ（deoxyribonucleic acid 遺伝子を構成する物質）をはじめ、動物の細胞、組織、臓器は、日常的に、生体内での出来事や生活環境で発生することがらによって損傷を受けていますが、動物は、機械と違い、自らの力である程度はそれらの傷を修復する機能を持っています。たとえば、人間の体の細胞は、活性酸素その他によって、毎日、約一万回の損傷を受けているそうですが、細胞は、損傷を受けると、損傷を受けた部分を修復したり新しい部品と交換して元にもどしているのです。

細胞に傷がつくと、もちろん、その細胞のＤＮＡにも傷がつくのですが、ＤＮＡは、二本で一対になっていて、片方が無傷であれば、無傷のＤＮＡを鋳型にしてもう一本のＤＮＡがつくられます。しかし、鋳型を使っての新しいＤＮＡが完成する以前に細胞分裂が起きてしまうと、分裂によって鋳型を失った修復途上にあるＤＮＡは、傷の修復が完遂できず、細胞内に瑕疵として残ってしまいます。また、体には、修復不能なほど大きな損傷を受けると、傷ついた細胞を自滅除去させるはたらきのある遺伝子（自殺遺伝子）も存在しますが、傷ついた細胞が多く、それが除去能力を超えるような場合も、たとえば、皮膚の傷がその程度や種類によっては瘢痕として残るように、やはり瑕疵として生体に残ります。これらの絶え間なく発生する多種多様な傷によってつくりだされる瑕疵は、当然、年齢と共に累積増加していきますから、その累積が、老化進行の一端を担い、最終的には死にいたらしめる、という道筋を想定するのは、それほど不自然なことではないのです。ただし、瑕疵による障害の累積、この多い少ないも偶然性が大きく関与しているわけで、これを、老化をすすめる仕組みの主役、とするのは難しく、せいぜい脇役をつとめているにすぎない、としか考えられません。

ちなみに、二本で一対となっているＤＮＡ、この二本は、同じ機能を持ってはいますが、一本は母親の卵子から受けついだＤＮＡ、他の一本は父親の精子から受けついだＤＮＡで、まったく同じＤＮＡではありません。したがって、片方のＤＮＡが損傷を受けた場合、その再生もですが修復も他の一本が鋳型となってなされますから、修復されたＤＮＡは元のＤＮＡとは違った性質を持つことになります。卵子からのＤＮＡが損傷を受けた場合は、修復されるＤＮＡは精子から受けついだＤＮＡを鋳型にしてつくられたものになりますし、精子からのＤＮＡが損傷を受けた場合は、修復されるＤＮＡは卵子から受けついだＤＮＡを鋳型にしてつくられたものになるわけで、いずれにしても、修復ないし再生されたＤＮＡは、損傷を受ける前のＤＮＡと、機能は同じでも、性質が異なることになるのです。

このように、日々、わずかずつではあっても体を構成するＤＮＡの性質が変わりますから、稀でしかないかもしれませんが、ある日突然、体質由来の疾患が発症したり、悩まされていた体質由来の疾患から解放されることがあっても不思議ではないのです。

3　突然変異累積による老化

染色体は、ＤＮＡと塩基性蛋白を主成分とし、遺伝情報を持っています。人には染色体が性染色体をふくめて四六本あり、この四六本のなかに個々人の遺伝情報はすべてふくまれています。四六本のなかには性染色体が二本ありますから、性染色体を除いた四四本が常染色体で、これらの常染色体は同じ機能を持つもの二本が対になっていますので二二対あることになります。性染色体の二本は、男性がＸＹ、女性がＹＹです。

精子や卵子がつくられる際、対になっている二本の染色体は分離してそれぞれに渡されますから、精子は二二本の常染色体とＸかＹの性染色体を持ち、卵子は二二本の常染色体とＹの性染色体を持つことになります。したがって、受精の際、卵子が、性染色体Ｘを持った精子と合体すれば男の子ができ、性染色体Ｙを持った精子と合体すれば女の子ができるわけで、生まれる子どもが男の子になるか女の子になるかは精子によって決められることになるのです。

男性も女性も、このように対になっている二本の染色体を一本ずつに分けて次世代に渡していくのですが、分離するときにうまくいかなかったり（ダウン症は、母親の二十一番目の常染色体がうまく分離せず、二十一番目の染色体が二本のままの卵子ができ、その卵子が受精、精子の染色体一本と併せて、二十一番目の染色体が三本になることで発生します）、分離の際に傷がついて修復されないままに卵子や精子に渡され、それが受精卵になると突然変異が発生します。発生した突然変異による有害な遺伝子を持った個、その個が、早老症候群のように生殖年齢にたっする前に死んでしまえば次の世代に受けつがれることはないのですが、生きて生殖年齢にたっすれば、突然変異によってできた有害な遺伝子が次の世代に受けつがれる可能性があることになります。当然ながら、このような有害遺伝子は、たとえば、中年期まで発症しないハンチントン舞踏病がそうであるように、発症年齢が遅くなればなるほど淘汰されにくくなるわけで、その遺伝子が種に累積されやすくなるのです。このような出来事によって種に多くの突然変異による有害な遺伝子が累積されていけば、そのなかに老化を促進するような性質を持っている遺伝子が存在し、それが老化をすすめる要因になる、というのです。たしかに、種に老化を促進する遺伝子が累積されていけば、種全体の老化進行の平均速度を速める要因にはなるのかもしれませんが、しかし、そのどれだけが個に受けつがれるかは偶然性に左右されますので、それ（種に累積された老化を促進する遺伝子）が個の老化進行にどれだけ影響するかも偶然性に左右されることになります。

つまり、突然変異によって発生した有害な遺伝子の累積が老化をすすめる道筋の一つになる、これがあり得たとしても、突然変異、この多い少ないをふくめて、突然変異によって発生した有害な遺伝子のなかに老化を促進する遺伝子がどれくらいふくまれるのか、さらには、種に累積した老化を促進する遺伝子がその後誕生するそれぞれの個にどの程度受けつがれるか、これらすべてが偶然性に左右されますから、いずれにしても、有害な遺伝子の累積、それが老化をすすめる仕組みの主役でないのは間違いないのです。

4　有害物質の累積による老化

年をとっていくにつれて、人の体には、老廃物をふくめて、不要な有害物質が蓄積し、それが老化を早める要因になる、と考えるのが有害物質の累積による老化です。不要な有害物質、老人班とリポフスチンを例に考えてみます。

老人斑

老人斑は、神経原線維変化（過剰にリン酸化されたタウ蛋白が繊維状に凝集した集合体）や脳萎縮と共に、老化現象の延長線上にある認知症の主変化の一つ、とされています。老人斑の主成分は、いく種類かあるβ－アミロイド蛋白、と呼ばれる蛋白のなかの不溶性の蛋白質です。β－アミロイド蛋白にはいくつかの種類がありますが、それらは四〇個から四三個のアミノ酸で構成されています。そのなかの、アミノ酸四〇個で構成されているβ－アミロイド蛋白は可溶性ですので脳内に残りませんが、四二〜四三個のアミノ酸で構成されているβ－アミロイド蛋白が不溶性で脳内に残り蓄積されていくのです。

β－アミロイド蛋白の産生には、通常、α－セクレターゼ、という酵素が主に関与し、この場合は可溶性のβ－アミロイド蛋白が産生されますが、この産生にβないしγ－セクレターゼ、という酵素が関与すると不溶性のβ－アミロイド蛋白が産生され、それが、脳内に残り蓄積されたものが老人斑と呼ばれている物質で、老化を促進し、認知症の因にもなる、と考えられているのです。

リポフスチン

年をとると、顔や皮膚に褐色の色素斑がみられるようになります。これは、脂質の一部が活性酸素によって酸化されてできたもの、と考えられていて、リポフスチン、と呼ばれています。リポフスチンは、外観的には皮膚だけにしかみえませんが、心臓や腎臓をはじめ、多くの臓器にも蓄積するので、それが臓器の機能低下をまねくことで老化をすすめる、とするのです。

ただし、老人斑の主体、不溶性のβ－アミロイド蛋白の産生には、それを産生する際に関与する酵素が、α－セクレターゼでなく、βないしγ－セクレターゼでなければならず、これは偶然性に左右されますし、リポフスチンはその産生に活性酸素が関与していて、その活性酸素の量が体内で消費される酸素量の多寡に比例する、という偶然性に左右されますから、老人斑やリポフスチンなど、不要な有害物質が老化の推進役をはたしているのはたしか、かもしれませんが、それを老化をすすめる仕組みの主役、とするのは無理なようです。

5　ストレス累積による老化

ストレスには、物理的ストレス、化学的ストレス、精神的ストレスがあり、寒さや暑さ、饑餓、疲労、薬物、精神的圧迫など、生体の内部環境の恒常性を乱す要因になるものはすべてふくまれますから、その種類は多種多様で、現在の人類はストレスにかこまれて生活している、といっても過言ではありません。

生体は、ストレスによって内部環境が容易に変わっては生命維持に黄信号や赤信号が点りますから、そこには、副腎皮質をはじめ、神経系や内分泌系など、多くの機構がそれなりに整備されていて、ストレスに対応したり適応したりして内部環境の恒常性がたもたれるようになっています。しかし、生体の対応可能範囲を超えるような大きなストレスにさらされ、対応できなければ、生体の内部環境に変化が生じてしまいます。このような変化の積みかさねが老化進行の一因になる、と考えるのが、ストレス累積による老化になります。しかし、これも、ストレスの多寡や種類、大きさが偶然性に左右されますから、老化をすすめる要因の一つではあるのかもしれませんが、その主役となる仕組み、とは考えられません。

6　二面作用（有利と不利の）物質による老化

体内に生理的に存在する物質が、同時に、一方では有利に作用し、他方では不利に作用することがあり、その不利な作用が老化を促進する要因になる、と考えるのが二面作用（有利と不利の）物質による老化で、その典型例がグルココルチコイド（副腎皮質ホルモン）による老化です。

グルココルチコイドは、副腎皮質から分泌されるいくつかのホルモンの一つで、その主なはたらきは血液中の糖や脂質を高めて活発な身体活動を可能にすることですが、一方、体がストレスにさらされても反応しないようにはたらく抗アレルギー作用や抗炎症作用も併せ持っています。

たとえば、体のなかに細菌がはいってきて増殖しようとしたとき、体側は、細菌が増殖しては困りますから、白血球などを動員して対抗します。これが、炎症、と呼ばれる現象で、全身的には、発熱や倦怠感など、として表現され、局所的には、発赤、腫脹、疼痛、として表現されます。炎症が起きれば痛かったり熱がでたりしますから体側は苦しくなりますが、グルココルチコイドはこのような炎症反応を抑制しますから、それが多く分泌されれば痛みや熱から解放されて体側は苦しみからのがれることができます。しかし、炎症反応を抑制された体側の細菌への対応は鈍くなりますから、体にはいった細菌はなかば自由に増殖し活動できる状況になり、結局、体側が、「我関せず」、を決めこんでいる間に取りかえしのつかない事態に発展することがあるのです。

ことを細菌感染だけにしぼってきわめて簡略化して表現すれば、グルココルチコイドは、体を楽にする、というありがたい作用と、取りかえしがつかない事態をまねくかもしれない、というありがたくない作用、この両面を持っていることになります。このように、生体のなかには有利なはたらきと不利なはたらきを併せ持っているものがあり、その不利なはたらきが老化進行の一部役割を担っている、と考えるのが二面作用物質による老化です。

典型的な例は産卵のために遡上する鮭です。鮭のような危険な環境で生活する動物の場合、一生に二回以上産卵ができる確率はほとんどゼロ％です。したがって、種を保存するため、一回の産卵に全精力をそそぐことになります。そこで、鮭は、遡上する際、ストレスにさらされても体が反応しないように、グルココルチコイドの分泌を極限にまで増やします。たしかに、それで、鮭は、ストレスにさらされても産卵可能な状態がたもて、産卵にまでいきつけるのですが、しかし、それまでに鮭の体は感染その他のストレスでぼろぼろに老い衰え、産卵を終えると同時に寿命も尽きることになるのです。ここでのグルココルチコイドは、一回だけの産卵を完遂するには有利にはたらくのですが、老いを急速に進行させて寿命をちぢめますから、その面からは不利にはたらいていることになる、すなわち、生体にとって、有利と不利の二面性を持っていることになります。

ただし、二面作用のなかの不利な作用、この多寡が、遡上する鮭がそうであるように、生活環境などの偶然性に左右されますので、もちろん、二面作用は、老化進行の主役ではなく、せいぜい脇役を演じているにすぎない、これは間違いありません。

7　免疫機能の衰えによる老化

人（動物）には、細菌やヴィールスが体内にはいってくると、それを、無害化し、排除しよう、とする機能が備わっています。

人の体は、細菌やヴィールスがはいってきて、それを、有害、と認識すれば、ただちに白血球が大挙動員され、それら細菌やヴィールスを、白血球内に取りこんだり、白血球の放出する活性酸素で死滅させたりして排除しよう、とするのです。そして、それらとの戦いが長引いた場合は、現に戦っているそれらを無害化したり排除したりするだけでなく、次に同じ細菌やヴィールスが侵入してきたときの備えとして、特異的にそれらにだけ対応する物質がつくられます。それが、抗体、といわれるもので、後日、同種の細菌やヴィールスが侵入してきたとき、それら（抗原）と特異的に結合し、無害化（異物の持っている機能を消失させる）します。この反応を、免疫機能による抗原抗体反応、といいます。

年をとると、細菌やヴィールスが侵入してきたとき、それを認知して抗体をつくりはじめるのも、また、つくる速度も、共に遅くなりますし、さらには、充分な量ができにくくもなります。

このような免疫機能の衰えが、老化進行の一翼を担っている、と考えるのです。なぜなら、免疫機能が衰えれば、侵入してきた細菌やヴィールスに対応できなくて病が重篤になり、死の確率が高まりますが、最長寿命に向かっての旅の途中で病による死を誘う、これは老いをすすめることで促進される現象の一つだからです。

しかし、免疫機能の衰えが老化進行の一翼を担っているのか、老化が免疫機能を衰えさせているのか、どちら、ともいえないようで、私は、どちらかというと、老化が免疫機能を衰えさせ、その（免疫機能）衰えは、老化をすすめるのではなく、個がたまたま罹患した感染症などを重症化させ、老いの誘っている個の途中下車（老化途中での死）を促進するようにはたらいている、すなわち、老いのはたらきを手助けしている、この理解のほうが合理的、と私には思われます。

8　生活環境に適応するための老化

動物は、他の動物に捕食される確率が高かったり、生活環境がきびしくて長生きが望めない状況では、短い生命でもその間に子孫を残せるように、生殖活動を早めています。短い寿命で子孫を残すためには、性成熟年齢が早くならなければなりませんから、異種間で比較しても、また、同種間で比較しても、総じて、短命であるほど性成熟年齢が低くなっているのです。人間同士でくらべてみても、たとえば、比較的安全で寿命が長い先進国にくらべて、寿命の短い後進国のほうが初産年齢が低いようですし、日本国内の比較でも、現在の日本では、平均寿命が八十年以上に延びましたから、初産も二十才以上、というのが普通になっていますが、平均寿命が四十年ちょっとと短かった平安時代は、性成熟年齢が早く、初産の年齢が十二〜十三才、というのも稀ではなかったのです。

このような現象は、卵が先か鶏が先か、の話と同じで、寿命が短いから性成熟年齢が早くなったのか、あるいは、性成熟年齢が早まったから寿命が短くなったのか、どちら、という確たる証拠はないのですが、しかし、私は、「Ⅱ1 活性酸素による老化」のところで述べたように、寿命が短いから、その短い寿命のなかで出産し、子育てが終われるように、性成熟年齢が早くなったもの、と推測しています。

寿命が、短くなると性成熟年齢が早くなり、長くなると性成熟年齢が遅くなる、これは同じ人間でも、国や時代によって、その寿命に長短ができたから生まれた現象で、このことからも、それには長い年月が必要ではありましょうが、生活環境によって遺伝子に書きこまれている老化や寿命のプログラムも変わり得る、と推測されるのです。

遺伝子に書かれていることがらが変われる、そのわかりやすい例がマスの仲間で、同じマス科でも、いったん海にでて、産卵のために川に帰ってくる仲間と、川に住みついた仲間では寿命の長さが違います。しかも、いったん海にでて、産卵のために川に帰ってくる仲間は生涯で一回しか生殖活動ができませんが、川に住みついた仲間は複数回の生殖活動が可能なのです。

つまり、長い時間をかければ遺伝子も書きかえ得るので、現在と平安時代で寿命の長さや性成熟年齢が異なるのも、また、人間の最長寿命が大昔の八十才くらいから現在の百才以上に延びたのも、さらには、老いの旅路のあり様や長短も、これらすべてが遺伝子に書きこまれて代々受けつがれているのですが、いずれも生活環境によって変わり得る、ということなのです。これは、遺伝子に書かれていることがらが変わり得ない、とすれば、地球上に現在のように多様な生物が存在するはずがないので、当然ではあります。

このように、遺伝子に書きこまれている最長寿命であっても、安全な環境ではそれが延び、危険な環境ではそれが短くなる、それで生活環境が老化進行の主役をはたしている、とするのです。しかし、それでは、環境が最適なものであれば老化は進行しないのか、といえば、そんなことはないわけですから、生活環境が、老化進行にそれなりの関与があることを認めても、老化をすすめる仕組みの主役でないのは間違いないのです。

ちなみに、日本では、一九六三年度（今から五十五年前）に百五十三人であった百才以上のお年よりが二〇一八年度には七万人ちかく（六万九千七百八十五人）にもなるそうです。

9　細胞分裂に限度があることによる老化

ここまで老化進行の仕組みのいくつかをあげてきましたが、それらはどれも、老いをすすめる促進因子ではあるかもしれませんが、どちらかというと脇役的な存在で、細胞分裂の分裂能に限界がある、これが、老化進行に、重要な、というよりも、決定的な役割をはたしているのではないか、と私は考えています。たとえば、寿命の短い動物の細胞と寿命の長い動物の細胞をくらべてみると、寿命の短い動物の細胞分裂可能回数は寿命の長い動物の細胞分裂可能回数よりも少ないし、同じ動物でも、若い動物の細胞は老いた動物の細胞よりも残されている分裂可能回数が多い、こんなこともみつけだされました。しかも、分裂をかさねていくと、細胞や核が変形したり変質したりするのだそうで、細胞自身も分裂しながら老化の道を歩んでいる、と考えられるのです。

細胞の分裂回数を決めているのは、テロメア、と呼ばれるもので、これはすべての遺伝子の先端部分についています。テロメアは細胞が分裂するたびに短くなり、それがある程度の長さにまで短くなると細胞は分裂を停止します。テロメアがはたらかなくなり、細胞分裂が停止すれば、停止した細胞で構成されている器官や臓器が機能を失うのは当然で、もし、それが生命維持に必須な器官や臓器であれば死にいたっても不思議はありませんし、死にいたらないまでも、器官や臓器の機能が低下することで病に罹患する確率が高くなるのは間違いありません。とすれば、病を誘発し死に誘うのが老いの役割ですから、したがって、限度のある細胞分裂は老いる仕組みの基本にたずさわっていることになるのです。

このように、テロメアは、細胞の分裂回数を限定して動物の寿命を有限にしていますが、一方、細胞の際限なき分裂を阻止する役目もはたしています。はてしなく分裂をつづける細胞はガン細胞と生殖細胞ですが、テロメアは生殖細胞以外の細胞の際限なき分裂を阻止してガン化を防いでいるのです。

ガン細胞と生殖細胞の分裂には限界がないのですが、この仕組みには、テロメラーゼ、という酵素が関与している、とされています。テロメラーゼは細胞が分裂するたびに短くなるテロメアを復元させる機能を持っていて、そのはたらきによってガン細胞と生殖細胞ではテロメアが尽きずに細胞分裂が際限なくつづくことになる、というのです。

とすれば、余談ではありますが、テロメラーゼの機能を停止させることができれば、生殖機能を犠牲にすることにはなるにしても、ガン細胞のテロメアのはたらきが停止した時点でガン細胞は分裂ができなくなりますから増殖しないわけで、いつの日か、これが、究極のガン治療、として現実になる日がくるのかもしれません。

ただし、テロメアのはたらきが停止することで、器官や臓器の細胞が分裂ができなくなり、老い、そして、ついには命を失う、というのですから、それではそれらの細胞にテロメラーゼを作用させれば、テロメアが復元し、老化はなくなるのか、それともガンになるのか、という疑問が残りますが、この疑問はそのまま残しておくより仕方がなさそうです。

それはともかく、細胞の分裂可能回数がテロメアの長短によって規定されていて、しかも、加齢によって、テロメアの、長さが短くなり、細胞や核が変形する、とすれば、テロメアの存在が、老化、そして死に関与しているのは間違いなさそうです。

老化が遺伝子に組みこまれているプログラムにしたがってなされ、最長寿命がそのプログラムによって決められている、とすると、偶然に左右されることがほとんどない、と想像される、限度のある細胞分裂、これこそが老化を進行させている仕組みの主役で、かりに、老化のエンドポイント、老死、これがあるとすれば、それは、生命維持に必須な器官や臓器、そのどれかの細胞のテロメアが機能しなくなり、その器官や臓器の細胞が分裂できなくなったからである可能性が大きい、と考えるのは自然です。

もちろん、老化をすすめる仕組みの主役が遺伝子によって代々受けつがれる限度のある細胞分裂であったとしても、加えて、種々の仕組みが、老いを促進し、さまざまな疾患に罹患するリスクを高め、さらには最長寿命にたっする前の老死を可能にしているのは間違いのない事実ではあります。

ちなみに、テロメアの短縮化の速度にも偶然性がまったくないわけではありません。それは、テロメアの短縮化の速度が高酸素濃度下の細胞分裂で促進される、とされているのですが、活性酸素はテロメア短縮化の速度をさらに速めるのだそうで、しかも、その活性酸素の発生量が生体の酸素消費量に比例する、すなわち、偶然性に左右されるからです。したがって、老化の進行に決定的な役割をはたしているのではないか、と考えられる細胞分裂の分裂可能回数、これにも、老化の仕組みの根幹にまではかかわらないにしても、偶然性がまったく関与していない、というわけではないのです。

全員が最長寿命に到達して死ぬ、この不自然さを解消するために死につながる病の発症を誘い、しかも、終着（最長寿命での老死）に向かっての旅路である老化は、種に備わったもの、すなわち、遺伝子に組みこまれていて子々孫々に受けつがれていくものでなければならず、それが偶然性に大きく左右されては不合理ですから、結局、老化、それを仕組んでいるのは、偶然の関与があるとしても仕組みの根幹にまではかかわらない、と考えられる、細胞分裂に限度があること、これしかなく、これまでにあげてきた、老化への関与のあり様が偶然性に大きく左右されるに違いないいくつかの仕組みは、老化進行の促進因子ではあっても、脇役にすぎないのであろう、と考えられるのです。

次章では、全員が百二十才で死ぬ、この不自然さを解消するには避けることのできない、最長寿命に向かう途中で死にみちびく病、それを発症させるためにも、また、それが早いか遅いかはともかく、老死に向かっての旅路としても必須である老い、その老いを自覚するか、他に認識させるきっかけになる症状を、おおまかに、ではありますが、器官や臓器の変化に由来するものと機能の変化に由来するものに分けて述べることにします。

なお、老いることでの変化は、無数、といっていいくらいありますが、なかでも老いを自覚するか他に認識させるきっかけになる症状に、幅ひろく、しかも、大きく影響しているのは、「神経間の情報伝達速度の遅延」・「記憶障害」・「発達と衰えのあり様に違いのある感情と理性」・「役割と目標の喪失がもたらす気分の落ちこみ」、この四つです。したがって、これらの現象は加齢にともなって発現する症状の多くにかかわりますから、そのどれもが、提示してある一〇〇の症状、それらのいくつにも重要な発現要因として登場してきます。

Ⅲ

老いることで現れる症状

「I 人は、なぜ、老いからのがれられないのか」のところで、死ぬことや老いることが必要になった理由、そして、老いる仕組み、これらについて、簡略に、ではありますが、説明しました。ここでは、器官や臓器の加齢による変化がどのような症状として現れるのかを考えてみます。

加齢は器質的にも機能的にも心身に変化をもたらしますが、私は、それが、生理的変化の範囲内にとどまっている、とされるものであっても、病的な領域にまで進行している、とされるものであっても、年をとることでだれにでも発現する症状であれば、併せて、「加齢症候群」、と呼んでいます。したがって、たとえば、かりに百才まで生き延びることができればほぼ一〇〇％の人が発症するであろう認知症と生理的範囲内にとどまっている「もの忘れ」は、共に加齢による変化の線上にあるものですから、どちらも、「加齢症候群」、として同じ仲間になるのです。また、これから述べる、老いることで現れる一〇〇の症状も、その多くが生理的範囲内にあるのですが、それらすべてが「加齢症候群」、として同じ仲間になります。

ここでは加齢症候群によって表現される症状を器官や臓器の変化によるものと機能の変化によるものとに分けているのですが、機能の変化といっても、もともとは器官や臓器の器質的変化に由来しているものがほとんどですから、両者の区分はおおよそでしかありません。

1　老いによる器官や臓器の変化で現れる症状

この項では、感覚器系（視覚・聴覚・嗅覚・味覚・温度覚）・神経系・呼吸器系・消化器系・泌尿生殖器系・骨筋肉系・皮膚、これらの老いによる変化に由来する、と思われる症状について述べますが、もちろん、省略した循環器系（心血管系）その他の臓器も加齢による変化からのがれることはできません。たとえば、年をとることで、心臓は心房細動などの不整脈や心筋梗塞に罹患する確率が高まりますし、また、血管系も脳出血や脳梗塞を発症しやすくなりますが、それらに罹患するリスクが高まることが重要な老化現象であることに違いはないのです。なぜなら、老化現象は、個が最長寿命に向かっている途中で死にいたる病を誘い、全員が最長寿命での死、という不自然さを解消すること、そして、かりに、老いの究極にまで到達する個がいたら、その個をそこで老死にいたらしめる、これが役割なので、とすれば、死に誘う頻度の高い心血管系の変化は、むしろ感覚器系や骨筋肉系、皮膚、これらの変化よりも老い本来の役割により大きく寄与しているし、また、それが老いが進行してのあるべき姿なのは間違いないからです。ただ、小著で述べられるのは、自らが老いに気づくきっかけになるか、他に老いを気づかれるきっかけになることがらで、循環器系や脳血管系の病に罹患するリスクが高まる、これらは、ほとんどの場合、自ら気づくことも、また、他に気づかれることもありませんので、省略したわけです。

(1) 視覚の変化

老化による視力障害の主たるものには、水晶体が弾力性を失うことで発症する老眼（老視）、水晶体の混濁によって発症する白内障、網膜での杆体細胞の再生に時間がかかるようになることで発現する暗順応の遅延があります。

① 近くのものがみえにくくなります

年をとって近くのものがみえにくくなる、これは、眼にはいってくる光の加齢による屈折異常で、老眼（老視）、といわれ、早い人では四十才をすぎるころからはじまり、五十才をすぎればほとんどの人が自覚します。しかし、それがなぜなのかはこの後すぐに説明しますが、もともとが近視か遠視かによって老眼を自覚する年齢にいくらかの違いがあり、遠視の人は自覚するのが早くなります。

物体がみえるのはその物体が網膜に像としてむすばれるからで、もちろん、網膜に焦点がむすばれた物体だけが鮮明にみえるので、それ以外の物体はぼやけてみえることになります。私たちが日ごろ経験しているように、遠くをみているときは近くにある物体がぼやけてみえ、近くをみているときは遠くにある物体がぼやけてみえるのですが、それは、遠くをみているときは、遠くにある物体の像が網膜に焦点をむすび、近くにある物体の像は網膜に焦点をむすべずに散乱像となるからですし、近くをみているときは、近くにある物体の像が網膜に焦点をむすび、遠くにある物体の像は網膜に焦点をむすべずに散乱像となるからです。網膜に像がむすばれるまでに、光は、角膜、眼房水、水晶体、硝子体を通り抜けなければなりません。遠くをみていた状態から近くに視点を変えるには眼にはいってくる光の屈折度を大きくしなければなりませんが、それは主に水晶体の湾曲度を変えることでなされます。ですから、水晶体が、弾力性を失って湾曲度を変えることができず、光の屈折度を大きくできなければ、近点（最大調節によってはっきりみえるもっとも眼に近い点）が遠ざかって近くがみえにくくなる、すなわち、老眼になるのです。

近視の人は、もともと近点が眼の近くにありますから、近点が少しくらい遠ざかっても気づきにくく、それで老眼を自覚するのが遅くなるのですし、遠視の人は、もともと近点が眼から遠ざかっていますから、少しの遠ざかりでも自覚させられ、それで早くに老眼になったことを認識することになるのです。

水晶体が、硬くなり、弾力性を失うのはまさに老化による生理的な現象ですから、生活習慣を改めるなどの努力では克服できません。不自由を感じてそのままにしていると、活字が読めないなど、社会生活にはもちろん、私生活にも支障が生じますから、自分の眼の状態に適した眼鏡を使用することで対応することになります。

②光がまぶしく感じられたり、ものが褐色にみえはじめ、ついには視力を失います

年をとって、光がまぶしく感じられたり、物体が褐色にみえはじめ、ついには視力を失う、これは、白内障、と呼ばれ、水晶体が混濁して光の透過性がわるくなることで発現する視力障害です。白内障の年齢別の発症率は、自覚の有無はともかく、七十才で七〇%以上、八十才では九〇%を超え、九十才になると一〇〇%、といわれています。九十才になれば全員が罹患するのですから、まさに、加齢症候群の一つです。

最初は、光がまぶしく感じられたり、白いものが茶色っぽくみえる程度なのですが、進行すれば、ほとんど視力を失い、社会生活に適応できないどころではなく、私生活も不自由になりますから、手術適応になります。現在、白内障の手術は、技術の進歩により、安全性が高く、ほかにとくべつな病気がなければ、入院も必要とせず、日帰り手術が可能になっています。

③暗順応に時間がかかるようになります

年をとると、明るいところから暗いところに移った際、目の慣れに時間がかかるようになりますが、これは暗順応の遅れに原因があります。私たちの目は、明るいところでは網膜にある錐体細胞がはたらくことで、暗いところでは同じく網膜にある杆体細胞がはたらくことで、目が明るいところ暗いところにそれぞれ順応してよくみえるようになっています。したがって、明るいところから暗いところに移行したときは、それまではたらいていた錐体細胞にかわって杆体細胞が

再生増産され、その数が増えることによって暗さに順応し、よくみえるようになるのです。ただ、この杆体細胞の再生には、錐体細胞の再生にくらべ、もともと時間がかかるにもかかわらず、年をとると、さらに時間がかかるようになりますので、明るいところから暗いところに移行した際、長い時間みえにくくなるのです。

明順応は短時間（ほぼ一～二分で完全に順応する）で完成しますから、暗いところから明るいところに移ったとき、一瞬、まぶしく感じることがあるくらいで、実生活で大きな問題になる場面はほとんどありません。一方、暗順応には時間がかかり、若い人でも七〇％の回復に約十分くらいかかる、といわれていますから、ときに、実生活でも問題がでてくるのです。映画館などで、はいってきた人が手探りをしながら歩いていることがあり、長時間そこにいてすでに暗順応ができあがっている人には奇異に感じられることがありますが、それはともかく、実生活で暗順応の遅れがもっとも問題になるのは、車を運転していて外の明るいところから暗いトンネルにはいったときで、非常にみえづらくなります。対応は、暗順応の遅れを早める術はありませんので、それを自覚してスピードを落とす、あるいは、トンネル外ではサングラスを着用、トンネルにはいるときにはずす、これくらいしかありません。

⑵　聴覚の鈍化

難聴には感音性難聴（原因が内耳およびそれより高位の感覚経路にあるもの）と伝音性難聴

（外耳ないし中耳に障害があり、音が蝸牛にうまく伝わらないもの）がありますが、老人性難聴は内耳にある蝸牛管が障害されることで起きる感音性難聴です。

①テレビの音声や会話が、音としては聞こえても、その内容が判然としなくなります

人間の聴覚は二〇～二〇〇〇〇Ｈｚの空気の振動を音として感じとることができますが（会話の周波数は二五〇～八〇〇〇Ｈｚ）、加齢が原因での難聴、すなわち、老人性難聴は、低周波領域に比して、高周波領域の障害が大きいのが特徴です。ですから、声の周波数が低くなりがちなひそひそ話は、案外、お年よりにも聞こえることがあるのです。

聴力に障害がではじめるのは三十才をすぎるころからだそうですが、本人が気づくのは六十五才をすぎるくらいからがほとんどで、多くの人が生活に不自由を感じるようになるのは七十才のなかばをすぎてからになります。最初は、周囲が騒がしいと相手のいっていることの細部が聞きとりにくかったり、テレビの音声が音としては聞こえてもその内容が判然としない、このような状態になります。この現象、会話の場合は大きな声でいってもらえば聞きとれるのですが、テレビの場合は、周波数に因があるのか、音声を大きくしても聞きとりやすさにそれに相応しての効果はないようです。まあ、不自由を感じたら補聴器を活用するよりほか仕方がありません。

ちなみに、三十才時の聴力を一〇〇とすると、各年齢での残存聴力はおおよそ次のようになるそうです。

	五〇〇Ｈｚ	一〇〇〇Ｈｚ	八〇〇〇Ｈｚ
五十才	九〇％	九〇％	七〇％
六十才	八五％	八五％	五〇％
七十才	七五％	七〇％	三五％

②電話が嫌いになります

女性はそれほどでもないのですが、とくに男性は、年をとると、いいかげんな対応ができないことや会話に途切れがあっては支障が生じることで電話が嫌いになります。その主因は、難聴と神経間の情報伝達速度の遅延、そして、もの忘れにあります。

人では、その多くが、七十才をすぎると、とくに高周波領域の音が聞こえづらくなり、テレビの音声や話し声はもちろんですが、電話の音も、音としては聞こえても、内容の判別ができにくくなります。電話での会話は、いいかげんに対応して後でトラブルになっても困りますので、いいかげんな受け答えはできませんし、また、たびたび聞きかえすのも相手に迷惑、と考えたりすることで、いつしか電話が嫌いになるのです。

お年よりが電話嫌いになるのは難聴に主因があるのですが、神経間の情報伝達速度の遅延もそれに加担します。年をとるとだれでも神経間の情報伝達速度が遅くなりますが、これは確実に思考の進行速度を遅くし、それによって、結論に到達するのが遅くなったり、また、思考の臨機応変を難しくしたりもします。思考の進行速度が遅くなれば、どうしても会話がとどこおりがちになりますし、短時間内での結論が必要なのにその結論がとっさにはでてこないこともありで、これらは電話での会話には大きな支障になるのです。

年をとるともの忘れが避けられませんが、これもお年よりが電話嫌いになる一つの要因です。相手に伝えるべきことがらの固有名詞はもちろん、普通名詞もとっさには思いだせず、意思の伝達がうまくいかなくなることが多くなるからです。

なお、これは年齢に関係ありませんが、電話嫌いになる要因には、電話をする際、かける相手の都合をまったく推量できないこともあります。かけよう、とするときは、相手の都合はだいじょうぶだろうか、と気になりますし、かかってきたときは、なにをしていても中断して電話にでなければなりません。こんなことも電話が嫌いになる要因の一つになるのです。

このように、難聴と神経間の情報伝達速度の遅延、さらにはもの忘れやおたがいに相手の都合が推量できない、こんなことが電話嫌いにさせる要因なのですが、実際に電話が嫌いになる、そのほとんどは男性で、電話嫌いになる女性は稀のようです。なぜ、電話嫌いになる女性が少ないのか、それは、もともと感情が豊かでありながら神経間の情報伝達速度が遅い女性は（これは私が日ごろ実感している現象です）、難聴やもの忘れがあっても、聞きとれなかったり忘れたことがらは思考に組みいれずに省略、省略した部分を豊富に持っている感情で補填、いっきに結論にもっていく、このような特殊な才を備えているからです。これは感情優位型思考なのですが（「Ⅲ２⑷②感情優位型思考になりやすい傾向があります」を参照してください）、まあ、現実には、女性同士、どちらもがこの型の思考での会話になっているので、少々会話の内容がちぐはぐになっても、おたがいさま、で問題となることはない、しかも、女性の思考は、なべて、神経間の情報伝達速度が遅いことで幅が狭くなりがちですから、かける相手の都合など、たがいに気にならない、それやこれやで女性は比較的電話嫌いにならなくてすんでいる、このように想像されます。

⑶　嗅覚の鈍化

匂いを感受する人間の嗅上皮は鼻腔最上部のきわめて狭い範囲内に限局してあるのですが、老いによる嗅覚の鈍化、その多くは、嗅裂の閉塞により、匂い物質が嗅上皮に到達しにくくなることで発現します。

①嗅覚が鈍くなります

年をとると、とくに男性は、この後に述べる味覚もですが、嗅覚が確実に衰えます。これは匂い物質が嗅上皮に到達しにくくなることに由来するのですが、現実には、それが徐々に進行することや実生活で大きな支障を生ずることが少ないことなどで、それほど問題にはならないようです。しかし、稀にはガスもれに気づかなくて大事にいたることがなくもありませんから、それなりの注意は必要です。

(4) 味覚の鈍化

舌の表面には舌乳頭がありますが、味はこの舌乳頭の辺縁にある味蕾《みらい》によって感じとられます。したがって、年をとって味覚が鈍くなるのは、ほかの要因もあるのかもしれませんが、味蕾の数が少なくなるのが主な要因の一つであろう、と考えられるのです。

①味覚が鈍くなります

年をとることで味覚が鈍くなる原因はかならずしも明確ではないようですが、若い人の舌がざらざらしているのに対し、お年よりの舌は極端な例ではざらざらがなくなりすべすべになっているように、味蕾の数が少なくなる（七十才をすぎると約半数になる）のも大きな要因の一つと推測されています。

年をとって味覚が鈍くなっても、ほとんどの場合、実生活での支障はありませんが、どちらかというと味の濃い食べ物を好むようになります。年をとると、子どものころには食べられなかった、辛いもの、苦いもの、酸っぱいもの、これらが食べられるようになる、というよりは、むしろ、好物になったりするのは味覚が鈍くなっているからなのです。

味覚が鈍くなると、つくるお料理の味も、濃かったり薄かったりで、均一性を欠きがちになりますから、味覚の鈍化は、料理をつくる人が、自分ではそれに気づいていなくても、他に気づかれる典型的な症状です。この場合、どちらかというと味つけが濃くなるのが普通ですが、まあ、少々味が濃くなり、辛いものや塩《しょ》っぱいものが多くなっても、変化の乏しい食生活になりがちなお年よりですから、血圧など気にせず、より変化が乏しくならないよう、好みに合わせて食べていいのではないか、と私は考えています。

なお、認知症では諸機能の加齢による子どもがえり現象が顕著になるのですが、味覚機能も例外ではなく、それが認知症後期にみられる異食行動を可能にしているのではないか、と想像されます。なぜなら、認知症後期での異食行動は、石けんやロウソク、はては、自分の便まで食べるのですが、このような不味いものは味覚鈍麻がなければ食べられるはずがないからです。子どもでも同じような異食行動がありますが、そのほとんどが乳児ですから、異食行動のある認知症老人の味覚機能は乳児程度にまで低下しているのであろう、と推測されるのです。

ちなみに、認知症になると妄想におちいりやすくなりますから、認知症老人が、石けんやロウソクを食べるときは、あるいは、それらからクリームパフェを連想（空想）し、その空想が妄想に移行して確信に変わっているのかもしれませんし、便を食べるときは、あるいは、それからチョコレートパフェを連想（空想）し、その空想が妄想に移行して確信に変わっているのかもしれません（「Ⅲ2⑻①妄想におちいりやすくなります」を参照してください）。

(5) 温度覚の鈍化

環境温度は、体表をはじめ、身体各所に存在する温度受容器によって感知されるのですが、加齢による温度覚の鈍化はこの温度受容器のはたらきが弱まることに起因する、と想像されます。

①寒さにも暑さにも弱くなるのですが、一方、それを感知する機能は低下します

加齢現象はあらゆる生活環境への適応能力が低下することでもありますので、お年よりは、寒さにも暑さにも弱くなる、すなわち、寒がりで暑がりになります。

お年よりに、「寒い季節と暑い季節とで、どちらがしのぎやすいですか」、と質問すると、かえってくる答の多くは、「若いころと違って、どちらにも弱くなりました」、というものです。年をとると、感受性が鈍くなりますから、寒さや暑さを感じる感覚も鈍くなっているはずなのですが、お年よりは、一見、それらに敏感になっているかのように、寒がりで暑がりになるのです。これは、お年よりの体が、表だって意識することはないにしても、寒さにも暑さにも自分の対応できる幅が狭まったのを知っていて、自身に身の危険を早く自覚し対応させるため、温度覚の鈍化をのりこえ、寒さや暑さに対しての我慢をできにくくしている、すなわち、一種の自己防衛現象なのではないか、と私は考えています。とくに、お年よりは、寒さを嫌い、ときには寒さに恐怖心をいだいていることさえあります。秋口、まだまだ暑さを感じるような時期に、早くも真冬にでもなったかのような身支度をしているお年よりをよくみかけますし、冬から春に季節が移り、

気温が高くなっても着衣は冬支度のまま、こんなお年よりも珍しくありません。これは、お年よりが、寒さに対して恐怖心を持っていることと、環境温度に鈍感になっているのは事実ですので、それらが相俟っての現象です。

お年よりは、気温が高くなっているにもかかわらずたくさん着込んだままになっていると、普通では想像もできないような場面で熱中症（循環系や水分・塩分などの代謝系のはたらきに乱れが生じ、ときには、発汗が停止して体温が上昇、錯乱状態になることがある）におちいることがありますし、気温が下がっているにもかかわらず薄着のままになっていると、思いもよらない場面で低体温症（深部体温が三五度C以下になる）になることもあります。

なぜ、お年よりが、暑さに弱く、簡単に熱中症になるのか、それは、お年よりの体水分量が少ないこともありますが、年をとると、血管を拡張したり、発汗を増やしたりしての放熱機能が低下するからです。一方、お年よりが、寒さに弱く、簡単に低体温症になるのは、年をとると、熱産生機能や体温保持機能が衰えるからです。基礎代謝も八十才になると三十才時の八五％くらいになるそうですから、お年よりの熱産生機能が若いころよりも低下しているのはあきらかですが、お年よりは、加えて、血管を収縮させての体温保持がうまくできないこともあって、寒さに弱くなるのです。

暑さや寒さに鈍感になっているはずのお年よりが暑いと感じたり寒いと感じたときにそれを我慢していると、体側は本人が感じている以上の負担を強いられているかもしれませんので、年をとったら、着たり脱いだりをおっくうがらずに、少しでも暑いと感じたら脱ぎ、少しでも寒いと感じたらかさね着をする、さらには、冷暖房器具を適宜活用する、これらが大切になります。

②着衣が不自然なものになることがあります

体温調節をふくめて、人間の体内環境は自律神経を筆頭にさまざまな機構がはたらくことで恒常性が維持されているのですが、もちろん、日常生活を維持するのに、これらの機構は、フル稼働しているわけではなく、生活環境がある程度変わっても充分に対応できるだけの余力を持っています。しかし、年をとると、その余力が小さくなる、すなわち、対応できる変化の幅が狭まるのです。対応できる変化の幅が狭まりますから、たとえば、徘徊行動をしていた認知症のお年よりが、発見時に、それほど寒くもないのに低体温症になっていたり、それほど暑くもないのに熱中症になっていたりする、こんなこともあって不思議はないわけです。

年をとると、寒さにも暑さにも対応できる幅が狭くなるのですが、とくに寒さが苦手になりますから、季節が夏から秋に変わり、涼しくなると、早々と冬支度になってしまうお年よりや、一方、温度覚の鈍化があるのも事実ですので、季節が冬から春に変わり、暖かくなっても着衣が冬のまま、こんなお年よりもあって、他からは不自然にみえることもあるのです。若者の着衣が季節を先どりするのはオシャレ感覚でなされるのですが、お年よりの着衣が季節を先どりするのは温度覚の鈍化があることと寒さが苦手だからです。

お年よりは、暑さや寒さを我慢をしていると、熱中症や低体温症におちいる危険性がありますので、とくに、日ごとの気温が一定せず、また、一日のうちでも日中と朝夕の気温差が大きい春先や晩秋には、みた目には不自然な着衣であっても、そんなことは気にせず、着たり脱いだりをこまめにすることが大切なのです。

(6) 中枢神経系の変化

日常生活で中枢神経系の加齢による変化がもっともわかりやすく現れるのは、神経間の情報伝達速度が遅くなること、それと、姿勢や運動を制御している小脳の機能が低下することです。

年をとると、神経細胞から神経細胞に情報を伝達する際に必要な物質、アセチルコリンが少なくなるのが原因で、神経間の情報伝達速度が遅くなります。これは、イコール、思考の進行を遅くし、つれて、判断に到達するのを遅らせる現象でもあります。

神経間の情報伝達速度は、三十才代を一〇〇としたとき、八十才代では八五くらいになるそうで、とすれば、同じように比較したとき、基礎代謝率は八〇、肺の最大換気量は四〇、腎血漿流量は四〇、このように低下するそうですから、それらの機能低下にくらべて、神経間の情報伝達速度の加齢による衰えの程度は小さいかのようにみえます。しかし、言動は、入手した情報が求心神経で脳に伝えられ、そこで思考し判断され、その判断を遠心神経で末梢に伝達、表現されるのはその後になりますので、その遅れは、思ったよりも大きくなるのです。加齢によって、どれくらい判断にもとづく動作が遅くなるのかは、対象となる動作事例によっても、また、人それぞれでも違うのでしょうが、たとえば、高齢者運転免許証更新講習で得た情報によると、車を運転していて前方に障害物が現れたとき、それを認知してブレーキ動作にはいるまでの平均時間は、二十才で〇・二秒、七十才で〇・八秒だそうで、この動作事例では、七十才になると、二十才時の単純計算で四倍の時間がかかっています。ただし、これは、入手した情報を中枢に伝達、その情報を元に思考を開始して判断に到達、だされた判断結果を運動器官に伝達して行動として表現する、これらに要した時間の総和ですから、思考時間だけのものでないのはもちろんですが、それにしても、加齢が想像以上に思考進行を遅くしていることは間違いありません。

年をとっての神経間の情報伝達速度の遅延は確実に思考の進行速度を遅くしますから、それが、中枢神経系は他の臓器にくらべて余力が少ないこともあって、思考の幅を狭くしたり臨機応変を難しくするなど、お年よりの言動におよぼす影響は小さくないのです。

年をとると、立っていても歩いていても、ふらつきが目だつようになりますが、これは、姿勢や運動を制御している小脳や内耳にあって体の平衡をつかさどっている三半規管の機能が低下すること、それと、体位をたもつに必要な筋力の衰えによって体のバランスがたもちづらくなることで起きる現象です。

①大急ぎが難しくなります

お年よりは、行動や会話、これらを自分のペースですすめられる状況であれば、気分も安定し、間違いも少ないのですが、それを乱されると、いらだちが生じ、間違いが多くなります。これは、行動にしても会話にしても、思考が結論に到達しての結果が表現されるのですが、年をとって神経間の情報伝達速度が遅くなり、思考進行に時間がかかるようになったお年よりは、結論に到達するまでに、若いころよりも多くの時間がかかるからです。お年よりは、間違いのない結論をだすにはそれなりの時間が必要ですから、急かされると、いらだちますし、間違いも多くなる、というわけです。オレオレ詐欺の餌食になるのもお年よりが多いのですが、それは、相手に結論を急がせられてついていけず、パニック思考になったり取り急ぎ型材料欠落思考になったりするからです（「Ⅲ2⑵⑧パニックにおちいりやすくなります」を参照してください）。

まあ、年をとったら時間に余裕を持って考えたり行動したりすることが肝要なので、実際、お年よりの多くは、電車に乗る際、駅に着くのが早すぎるくらい余裕のある行動になっていますが、それが正しいのです。

②臨機応変が難しくなります

状況が急変したとき、変化した現状を把握、それを過去の記憶とすり合わせてそれまでの思考に訂正を加え、これからなにをなすべきかの判断を素早くくだして実行する、これが臨機応変で、そこには自ずと時間制限があります。

年をとると、神経間の情報伝達速度が遅くなりますから、結果として、思考の進行に時間がかかるようになります。そんななかでも、思考に取りいれる材料を少なくすれば、いくらかでも思考の進行を早くできるのですが、それは、思考の幅を狭めることでもありますから、どうしても、一方、判断ミスの確率を高めてしまいます。結局、お年よりは、思考材料を充分に取りいれて判断までに時間がかかるのを容認するか、思考材料を少なくして、すなわち、思考の幅を狭くして判断ミスの確率が高くなるのを容認するか、どちらかを選択しなければなりませんが、しかし、いずれを選択しても適切な臨機応変が期待できにくくなるのは間違いありません。

はたらきに余裕のある他臓器にくらべ、脳神経のはたらきにはもともと余裕がありませんので、他の臓器と比較して加齢による機能低下の程度は小さいにもかかわらず、思考進行の遅れは行動に現れやすいのですが、さらに、お年よりは、実行器官の反応速度も遅くなっていますから、これらが相俟って、きびしい時間制限のある臨機応変が苦手になるのです。

臨機応変を必要とする行動が、日常、身近で観察できるのは車の運転です。人が飛びだしてくるなどした場合、とっさの対応が必要ですが、それができなくて事故になる確率が高いのは圧倒的にお年よりです。このように、年をとれば、例外なく、だれでも臨機応変が苦手になりますから、運転免許証の取得に年齢制限が必要ではないか、こんな議論もでてくるのです。車の運転に年齢制限が必要かどうかはともかく、臨機応変が必要な職業、とくに、難しい判断が要求され、しかも、それを間違えば大きな事故につながりかねない、たとえば、飛行機のパイロットなどは、年齢制限が必須、と考えられます。加齢による能力の衰え程度は人それぞれで違いますが、それを勘案しての個別の対応は困難、と考えられるからです。

現在、年金の支給開始年齢を高くしたいために、定年を遅くしよう、こんな機運になっていますが、しかし、仕事の内容によっては事故の確率が高くなる可能性がありますので、定年延長は職種別に考えるべき問題であろう、と思われます。

自分の能力の衰えは、自らではなかなか正しく評価ができにくいのですが、年をとれば、例外なく、臨機応変が難しくなりますので、それを意識しての行動が必要なのです。

③車を運転していても速い流れについていけません

お年よりは、車を運転していて、ちょっと流れが速いと、その流れについていきにくくなります。これは、思考の進行が遅くなることやもの忘れで、どうしても思考の幅が狭くなりがちなお年よりは、思考が自分中心になり、他人のことを考える余裕がありませんから、自分の車で流れがとどこおっているなどが考慮できず、自分のペースを守っての運転になること、それと、速度をあげれば、必然的に、臨機応変の必要な場面が多くなりますが、お年より自身、潜在的に、ではあっても、その臨機応変が難しくなっていることに気づいていること、この二つに因があるのです。

年をとって、思考の進行が遅くなることやもの忘れで臨機応変が難しくなったり思考の幅が狭くなる、これは、生理的な加齢現象ですので、努力によっての克服はできません。少々他に迷惑をかけても事故を起こすよりははるかにいいわけですから、年をとったら自分のペースを守って運転するよりほかないのです。

④歩行にふらつきがでてきます

年をとると、立っているとき、あるいは、歩いているとき、ふらつくことが多くなりますし、しかも、ちょっとしたふらつきでも転んでしまいます。これは、姿勢と運動を制御している小脳や内耳にあって体の平衡をつかさどっている三半規管の機能低下、それと、姿勢をたもつに必要な筋力の弱まりによるもので、加齢による生理的な現象です。骨がもろくなっているお年よりは、転倒が骨折につながることも稀ではなく、骨折でもすれば寝たきりにもなりかねませんから、細心の注意が必要です。

ふらつきが高度になると、とくに、夜間、トイレに起きたときなど、転倒を完全に防ぐのが難しくなりますから、ふらつきが高度になったのを自覚したら、できれば、夜間はポータブルトイレを使えばいちばんいいのですが、それが嫌なら、せめて、トイレまでの間に障害物などがないようにする、これくらいの気づかいはしなければなりません。

⑤屋根からの転落事故や山での遭難が多くなります

雪国では、お年よりの、冬は屋根や梯子からの転落事故が多くなりますし、春になると山菜を採りにいっての山での遭難が多くなります。

豪雪地帯では、雪の降る季節、雪の重みによる家の倒壊を防ぐために、屋根に積もった雪を取り除かなければなりません。「雪下ろし」、といいますが、この作業中に、毎年、何人かは屋根から落ちて、怪我はもちろん、なかには命を落とす人もいます。そして、このような作業で屋根から落ちる人の大半はお年よりなのです。

若い人は仕事にいかなければなりませんから、雪下ろし作業がお年よりにゆだねられているケースが多いのはわかりますが、それにしても、毎年のことで慣れているはずの作業で、なぜお年よりに事故が多いのか、という疑問がなくもありません。この疑問に対する答の一つが、「人はだれでも一年ごとに年をとる」、お年よりにこの自覚が足りないことなのです。毎日みている親は、自分の子どもの成長に気づきにくいのですが、たまにしかみない人は、その変化の大きさに驚くことがあります。それと同じで、毎日つき合っている自身の継時的変化には気づきにくいのです。

本人が気づかなくても、筋力、平衡機能、反射機能などは加齢によって確実に低下しています。たとえば、それらの一年間での衰えはせいぜい全体の二～三％くらいで、本人はそれを自覚できていないかもしれませんが、しかし、十年単位でみれば、その衰えは二〇～三〇％にもなっているのです。にもかかわらず、衰えの自覚がないまま例年と同じ感覚で作業をしますから、思わぬ事故をまねくわけです。

昔のように、屋根から下ろした雪が下にたまっていれば、落ちても雪の上になりますから、身体のこうむる損傷も小さくてすむのですが、最近は、融雪設備が完備している敷地が多く、落ちれば直接コンクリートの上になり、これも落下時の損傷を大きくする要因の一つになるのです。

昔から春の山菜は珍重されていますが、その山菜採りでもお年よりの事故が目だっています。

山菜を採りにいって遭難したり転落事故を起こしたお年よりは、毎年、同じ山にいっているはずですから、そこは熟知した場所で、あるいは、自分の家の庭くらいの感覚しか持っていなかったのかもしれません。そのようなお年よりがなぜ事故に、という疑問の答は、雪下ろしの場合と同じで、筋力、平衡機能、反射機能に衰えがあるにもかかわらず、それへの自覚が足りないことですが、加えて、年をとっての思考進行の遅滞による判断力の低下と自分のいる場所の空間的配置を脳裏に描きにくくなることがあります（「Ⅲ２⑵⑦地理的感覚が衰えます」を参照してください）。熟知しているはずの土地であっても、気象状況は毎年、あるいは、毎日違うでしょうから、それらを勘案しての行動範囲と行動時間の決定が必要なので、その判断に間違いがあれば事故になっても不思議はありませんし、さらには、自分のいる場所の空間的配置を脳裏に描けなければ道に迷って遭難する可能性さえあるのです。

年をとっても、自分の意識のなかでは、体力など、前年と変わったと思えず、人によっては、若いころと同じ、と錯覚していることもあります。しかし、年をとれば、少しずつではあっても、年々、心身の機能が低下しているのは間違いありませんので、お年より自身が年齢と共にそれらの機能が衰えていく現実を自覚して行動しなければ事故を起こす確率が高まるのは当然なわけです。気力は一年前と同じでも、年をとってからの身体能力は一年前と違うことを認識しなければならないのです。

山菜などを採っている状況では、思考モードが山菜一色になっていて切替が難しく、判断もあまくなりやすいことを自覚し、余裕を持った行動を心がけることが大切なのはもちろん、雪下ろしや山菜の採取、これらの行動中に脳卒中や心筋梗塞などが突発的に発症することもあり得ますから、お年よりは、体調のわるいときは屋根にあがったり無理をして山に登ったりしないこと、また、いずれの場合も単独では行動しないこと、これらを順守しなければならないのは間違いないのです。

なお、現実、雪下ろしに屋根に上る人も、また、山菜採りに山にいく人も少ないでしょうから、この項目には、「年をとって他からは衰えがみえるにもかかわらず、自身にその自覚がない」、このような状態になったときに該当するか、と思います。

(7)　呼吸器系の変化

三十才代での機能を一〇〇としたとき、八十才代では、肺の最大換気量は四〇、肺活量は六〇、このように低下するそうです。肺の機能が約半分になるのですが、この程度の機能低下では、もちろん、臓器能力ぎりぎりで生きているわけではありませんから、日常生活にはほとんど支障がありません。しかし、余力がなくなっているのはたしかなので、この余力のなさがお年よりの適応可能範囲を狭める要因になっているのです。近年、盛んになっているお年よりの山登りですが、それには相応の注意が必要になります。

①坂道を嫌うようになります

年をとると、肺の機能は若いころにくらべて半分くらいに低下しますし、筋力も確実に衰えます。もちろん、それが、即、日常生活に影響するわけではありませんが、しかし、余力がなくなっているのは間違いないので、たとえば、お年よりが急な坂道や長い石段を登るなどの負荷のかかる行動を避けよう、とするのは当然なのです。まあ、器官や臓器の機能低下は加齢現象で仕方のないことですから、年をとったらできるだけ無理をしなければならない状況をつくらないようにするのが賢明なのかもしれません。近年はブーム化している高齢者登山ですが、山での高齢者の遭難事故が多いのも現実で、お年よりは、計画に充分な余裕を持たせないと、事故を起こす可能性が高いのです。

(8) 消化器系の変化

消化器系には、もちろん、口腔・食道・胃・腸があるのですが、ここでは、加齢によってのわかりやすい変化、歯牙の欠落と嚥下機能の低下だけを取りあげます。

①歯牙の欠落が食生活での適応可能範囲を狭めます

年をとれば歯牙の欠落が避けられません。結果は、硬いものが食べられないからはじまって、最終的には、食べられるものが、赤ちゃんなみに、離乳食的になる、あるいは、流動食のみになる、このように食生活での適応可能範囲が狭まってしまいます。

八十才での残存歯数を二〇本以上に、こんな運動もなされており、もちろん、適切なケアは残存歯数をたもつにある程度の効果はある、とは思いますが、しかし、それで歯牙の欠落を完全に防げるわけではありません。なお、残存歯数を二〇本以上に、これはいいのですが、実際に役立つのはかみ合う相手があってこそなので、何組それが残っているかが重要なのです。

どのみち、年をとっての歯牙の欠落は生理的な加齢現象で避けられないのですから、それが現実になったら、差し歯や入れ歯などで補填し、少しでも食の適応範囲を狭めないように工夫するしかないのです。

ちなみに、野生動物は、人間と違い、歯牙が欠落すればそれを補填する術を持っていませんし、離乳食や流動食もありませんから、現実、そこまで生きていることは稀なのでしょうが、歯牙が欠落した時点で、食べることができなくなり、この世を去ることになっています。

②飲みこむときにむせることが多くなります

年をとると、嚥下機能が低下しますから、ものを飲みこむときにむせることが多くなり、蕎麦《そば》でさえも誤嚥《ごえん》の材料になります。毎年、お正月にお餅を誤嚥、気管につまらせて命を落とすお年よりがいるようですから、食品の種類によっては、とくに注意が必要です。まあ、嚥下機能の低下も加齢による生理的な現象ですから、本人自身が、自覚して、急いで飲みこまないとか、よく噛んで食べるなど、気をつけることが必要なのはいうまでもありませんが、周囲の人も、お餅は小さくカットする、惣菜はきざみ食にしたりとろみをつけたりして飲みこみやすくするなど、気づかってあげなければなりません。

(9) 泌尿生殖器系の変化

夜間睡眠中のトイレ回数が多い、尿意をもよおしてから我慢のできる時間が短いなど、年をとっての排尿異常は、男女にかかわらず、多くのお年よりが悩まされている症状です。

①トイレの回数が多くなります（頻尿）

男性女性にかかわらず、頻尿で悩んでいるお年よりは多く、途中でトイレにいきたくなるのでは、という心配があって外出をためらっているお年よりも稀ではありません。

頻尿の因には、尿量が増えるもの、膀胱の伸展性がわるくなり膀胱容量が小さくなるもの、膀胱に普通なら尿意をもよおすほど尿がたまっていないのにトイレにいきたくなるもの、この三つがあります。なお、これらはいずれも、次に述べる、「夜、トイレに起きる回数が多くなります」の原因にもなります。

年をとると、他の臓器と同様、腎機能も生理的に低下してきます。腎臓では、糸球体で濾過された原尿（水分量が多い）が、水分を吸収され、濃縮されて最終的な尿になるのですが、濃縮機能が低下すると、水分の吸収が充分になされず、水分量が多いままの尿が排泄されることになりますから、当然、多尿になります。かりに、多尿になるのを回避しようとしても、体にたまる老廃物は尿に溶かして排出するしかなく、尿量を減らすわけにはいかないのです。

膀胱壁の伸展性がわるくなれば膀胱容量が小さくなりますし、排尿筋の機能が低下すれば残尿が多くなって膀胱容量が小さくなったのと同じことになり、排尿回数が増えます。

膀胱に尿がそれほどたまっていないのにトイレにいきたくなるのは、膀胱がなんらかの原因で過敏になっている状態ないし尿道括約筋の筋力の衰えに起因します。膀胱が過敏になるのは、女性では膀胱炎、男性では前立腺肥大に起因するものが大半、と考えられます。膀胱炎では、頻尿のほかに残尿感、排尿痛をともないますが、排尿回数はどちらかというと夜間よりも昼間のほうが多くなります。前立腺肥大では、反対に夜間のほうが排尿回数が多くなりますが（夜間頻尿）、頻尿のほかに、尿腺が細くなることで排尿時間が長くなったりもします。膀胱炎でもですが、前立腺肥大でも尿意を感じてからは長く我慢ができにくくなります。尿道括約筋の筋力の衰え、これは、女性に多いのですが、膀胱内圧のわずかな高まりにも対応できず、トイレにいきたくなるものです。

腎の濃縮機能が低下しての尿量増加、そして、それにともなう頻尿は、老廃物処理に必要な尿量を確保するための尿量増加ですからやむを得ません。こんな状況での水分摂取制限は、老廃物の処理に支障をきたす可能性がありますし、また、お年よりは脱水状態におちいりやすくなっていることもありますから避けなければなりません。

膀胱容量が小さくなっての頻尿も対策はかぎられてしまいます。昼間はともかく、夜間は、排尿行為ができるだけ負担にならないよう、ポータブルトイレなどをベッドの近くに置くくらいしか仕方がないのです。

膀胱が過敏性を増したための頻尿は、原因疾患の治療が優先されます。膀胱炎、前立腺肥大には有効な治療法がありますから治療による改善が期待できます。ただし、尿道括約筋の筋力の衰えは加齢現象ですから治療での改善は期待できませんので、対応は膀胱容量が小さくなった場合と同じになります。

ちなみに、お年よりは、若者と違って、「喉の乾き」を覚えてから水分補給をしたのでは遅きに失することがあります。

体は、水分不足を感知すると、「喉の渇き」で水分補給が必要、というサインをだします。普通はそのサインがでてからの水分補給で充分間に合うのですが、しかし、年をとると、情報を感受する機能の衰えで体内の水分不足を感知するのが遅れる、神経間の情報伝達速度が遅くなっていて情報が中枢に到達するのが遅れる、中枢での情報処理に時間がかかる、このように、体の水分不足が「喉の渇き」、として表現されるまでに多くの時間がかかるようになります。しかも、年をとることで水分を摂取してからの吸収速度も遅くなっているのですから、もともと、体の水分量が少ないことで水分不足に弱いお年よりは、「喉が渇いた、水が飲みたい」、このように感じてからの水分補給では間に合わず、思わぬ場面で脱水状態になる危険性があるのです。ですから、喉が渇いて水が飲みたくなってからの水分補給で充分間に合うであろう若者と違い、お年よりにかぎっては、喉が渇いてからの水分補給では遅いことがありますので、早め、早めの対応が必要、というわけです。

②夜、トイレに起きる回数が多くなります

お年よりが夜の眠りを妨げられるもっとも大きな要因は睡眠相や睡眠サイクルのリズム振幅が小さくなることにあるのですが、夜間、排尿のための目覚め回数が多くなるのもその要因の一つです。なぜ、お年よりは夜間のトイレ回数が多くなるのか、それは、若いときにくらべ、膀胱容量が小さくなるなど、「トイレの回数が多くなります（頻尿）」のところで述べたことがらも原因になるのですが、加えて、抗利尿ホルモンの分泌量と腎の血流量も関与します。

普通、夜眠っているとき、とくに深い眠りでは、抗利尿ホルモンの分泌が増えて、尿量が昼間

の尿量の七〇％以下に減少するのですが、年をとると、このホルモンの分泌機能自体が低下すること、眠りに深い眠りが少なくなること、この両方が相俟って、抗利尿ホルモンの分泌が増えず、夜間の尿量が減らないのです。さらに、夜間は、年をとると顕著になるのですが、他臓器の活動が低下してそれら臓器の必要血流量が減り、そのぶん、腎の血流量が増えて多くの尿がつくりだされますから尿量が増えます。昼夜を問わない頻尿の原因になることがらに加えて、夜間、抗利尿ホルモンの分泌が増えなくて本来なら少なくなるはずの尿量が少なくならないのですし、逆に、腎の血流量が増えて尿量が増えるのですから、年をとって排尿のための目覚め回数が多くなるのは当然です。

年をとって、夜、トイレに起きる回数が多くなる、これは生理的な加齢現象ですから仕方がないのですが、就寝前には、水分を余分には摂取しないとか、利尿作用のあるアルコールをひかえるなどで、いくらかの効果は期待できます。ただし、お年よりは、過度に水分制限をすると、容易に脱水状態になりますから、注意が必要ではあります。

③尿意をもよおすと我慢ができにくくなります

男性と女性ではその成り立ちと症状に違いはあっても、老人、といわれる年代になると、多くの人が尿意をもよおしてから我慢のできる時間が短いことに悩まされています。

排尿機構は、大脳、脊髄、末梢神経それぞれが微妙に協力し合って、尿意を感じる、排尿を抑制する、意識的に排尿する、排尿を完遂する、これらの行為を成立させています。

実際に排尿をコントロールする筋肉には排尿筋と尿道括約筋があり、排尿筋が収縮し、尿道括約筋が弛緩すれば排尿が起こり、排尿筋が弛緩し、尿道括約筋が収縮すれば排尿は抑制されます。

膀胱内に尿が蓄積して膀胱内圧がある一定以上に高まると、膀胱壁にある求心神経がはたらいて、大脳に尿が蓄積したことを伝えます。大脳は、それを受けて尿意を起こしますが、場面が排尿に適していない場合は、遠心神経をとおして、排尿筋のはたらきを弱め、尿道括約筋のはたらきを強めて排尿を抑制します。このように、大脳によってコントロールされ、求心神経や遠心神経、さらには排尿筋や尿道括約筋が健全に機能している排尿は正常な随意性排尿になります。

お年よりが尿意をもよおしてから我慢のできる時間が短くなるのは、基本的に、体の内部環境の情報収集能力が落ちたり神経間の情報伝達速度が遅くなったりして、大脳の排尿中枢に余裕のある情報提供ができない、こんなことにあるのですが、次に述べるような現象がかさなり合ってさらに症状を強めます。

大脳の排尿中枢や脊髄神経、求心神経が機能を失った場合には尿意がありませんし、遠心神経が機能を失えば、指令が実働器官に伝わらず、尿意はあっても、随意には排尿ができないのですから、これらは、尿意をもよおすと我慢ができにくくなります、これに該当しませんので除外されます。

実際に尿意をもよおすと短時間しか我慢ができない、このような状態になるのは、膀胱に因がある場合と尿道括約筋に因がある場合がありますが、膀胱に因がある場合は、膀胱容量が減少するものと膀胱が過敏になるものに分けられます。

膀胱容量が減少するのは、膀胱の筋肉が弾力性を失って膀胱の伸展性がわるくなることに因があるのですが、この場合は、膀胱内の尿意を感じる尿量と排尿を我慢ができる限界の尿量、この差が小さくなりますので、尿意を感じてから我慢ができる時間が短くなるのは当然です。また、排尿筋の機能が低下すると、残尿が多くなりますから、膀胱容量が減少したのと同じ結果になります。

排尿筋の過敏性が増して、急に尿意が起こり、瞬時も我慢ができずに尿がもれてしまうものを切迫性尿失禁、あるいは、排尿筋過活動性尿失禁といいます。この切迫性尿失禁は、尿意があるのですから大脳の排尿中枢も関与していて、たいてい、排尿そのものは普通にできます。切迫性尿失禁には、ひんぱんに少量ずつ尿がもれるものもありますし、膀胱が完全に空になるような多量な尿もれになるものもありますが、心理的な影響もあり、冷たい水に手をふれたり、水の流れる音を聞いたりなどの刺激で強い尿意をもよおすことも稀ではありません。

ちなみに、切迫性尿失禁の多くは尿意を感じるとほとんど同時に尿もれになるのですが、なかには、尿意を感じてすぐに尿がもれるのではなく、ちょっとの間、数分以内くらいなら我慢ができるものがあります。これも、尿意を感じるとほとんど同時に尿もれになるものと同じで、主因は排尿筋の過活動にあるのでしょうが、あるいは、膀胱の過敏性がその因にからんでいるのかもしれません。

膀胱が過敏性を増せば、ひんぱんに尿意を感じ、しかも、我慢ができにくいのですが、女性では膀胱炎、男性では前立腺肥大であることが多く、これについては、「Ⅲ1⑼①トイレの回数が多くなります（頻尿）」のところで述べました。

尿道括約筋のはたらきが弱くなれば、膀胱内圧の高まりに抵抗できませんから、尿意を感じてから我慢のできる時間が短くなるのは当然です。

このようなさまざまな要因があって、お年よりは尿意をもよおすと我慢ができにくくなりがちなのですが、対応には、それが加齢現象であることもあり、難しいものがあります。

尿意をもよおすと短時間しか我慢ができない、これは、成因に違いはあっても、考えてみれば、子どもがえり現象で、まあ、年をとることは、可愛さを除いてではありますが、すなわち、子どもがえりをすることですから、幼児がオシッコを我慢できないように、お年よりがオシッコの我慢ができにくいのも仕方がないのです。ただし、尿意をもよおしたり、それを抑制する機構には心理作用が強くはたらきますから、自身が、今、オシッコがしたくなったら困る、あるいは、自分は尿意を感じてから長くは我慢ができにくいのだ、このように意識するとなおさら症状は強まります。現実、トイレが身近にあり、いつでもトイレが使える環境では、我慢のできにくいのが気になりませんから、我慢のできない状態になりにくいのですが、すぐにトイレが使えるとはかぎらない環境では、逆に、我慢のできないのが気になりますから、よけいに我慢ができにくくなるのです。しかし、これも、「オシッコの我慢ができにくいのは気のせいもあるのだからオシッコのことは気にしないようにしよう」、とすれば、そのように考えること自体が気にしていることになるわけですから、尿意を感じてから長くは我慢ができにくい、このことに対する有効な対応策はなさそうです。せいぜいできることは、お出かけなどで、いき先がいつでもすぐにトイレが使えるところでない場合は、多くのお年よりがしているように、お出かけ前に用を足す、こんなことくらいかもしれません。たしかに、お出かけ前に用を足しておく、この効果は意外に大きく、お出かけ前にオシッコをしてきた、という意識、それが安心感をまねいて、予想時間よりも長く、オシッコが気にならないで過ごせることが多いのです。

④尿切れがわるくなります

尿切れがわるい、これは、お年よりの多くがかかえている悩みで、どちらかというと、排尿機構のあり様から推測して女性のほうに多い悩みではないか、と思えるのですが、しかし、それを訴えるのは、女性よりも、男性に多いようです。その理由は、ことがことだけに女性が訴えにくいのか、あるいは、女性には慣れがあってあまり気にならないので訴えとして表面にでてこないのか、このどちらかかもしれません。

尿切れのわるくなる原因は、主に排尿筋と尿道括約筋の筋力低下にある、と考えられます。排尿筋の筋力が衰えると、排尿時に膀胱の収縮がスムーズに進行せず、最終的に完全な収縮にいたらず残尿が多くなりますし、排尿終了時には尿道括約筋がはたらいて終わるのですが、その筋力が衰えるとしまりがわるくなるからです。膀胱に尿が残っている状態で、しかも、出口のしまりが完全でなくなるのですから、両者の相乗効果で尿はすっきりと止まらないことになります。

排尿筋や尿道括約筋の筋力の衰えは生理的な加齢現象ですから改善は望めません。排尿終了時に、急がずゆっくりと尿がでなくなるのを待つか、尿吸収パッドを使用するより仕方がないのです。

⑤尿もれがひんぱんになります

年をとっての尿もれは男女共に悩まされている症状ですが、その原因は大きく分けて三つあります。一つは、不随意に膀胱が収縮しての尿もれ、二つめは、咳やくしゃみなどで予期せぬときに腹圧が高まり、それが膀胱を圧迫しての尿もれ、三つめは、尿閉による尿もれです。

排尿システムには大脳支配による随意性排尿と脊髄神経支配による反射性排尿がありますが、突然、不随意に膀胱が収縮して尿がもれるものは反射性排尿による尿失禁で、これは、大脳の排尿中枢が関与していませんから、意識してのコントロールはできません。なお、尿意を感じるとほとんど同時に尿がもれるのは切迫性尿失禁、といい、その多くは排尿筋の不随意性収縮によるもので、排尿筋過活動性尿失禁、ともいいます。

予期せぬときに腹圧が高まり、それが膀胱を圧迫しての尿もれ、これは圧倒的に女性に多いのですが、その原因は尿道括約筋のはたらきが弱まることにあります。普段はどうにか尿を膀胱内にとどめているのですが、咳やくしゃみなどの発作時、瞬間的に腹腔内圧が高まり、それが膀胱を圧迫して膀胱内圧が上昇、はたらきの弱まった尿道括約筋では高まった内圧に抗しきれなくなって尿がもれでてしまうのです。咳やくしゃみなどは突発的出来事で予期できないこともあり、そんな場合は、本人が尿もれを防ごうとする意識を作動させる余裕がありませんから、自ずと尿がもれてしまうのです。

尿閉が原因となる尿もれは、脊髄神経に障害がある、膀胱の尿の出口や尿道がふさがる、尿道括約筋が弛緩しないなど、なんらかの原因で膀胱に尿がたまっても排尿できず、膀胱容量の限界を超えて尿がたまったとき、少しずつ尿がしみでてくるものです。腎機能が正常で尿はつくられて膀胱にたまるのに排尿ができない状態を尿閉、といい、尿閉で膀胱に尿がたまりすぎになったために尿がしみでてくる状態を溢尿《いつにょう》、といいますから、これらの場合の尿もれはいずれも溢尿になります。

脊髄損傷などで膀胱に尿が貯留したことを中枢に伝達できなくて尿閉から溢尿になる場合もあり、そのような状態では、尿意を感じませんから、本人は尿がたまったことによる苦痛はあまり感じませんが、前立腺肥大や薬剤（抗うつ剤や睡眠薬）が原因での尿閉のように、膀胱の尿の排出口から先に障害があって尿閉になっている場合は、はげしい尿意を感じながら排尿ができないのですから苦痛をともないます。

これらいずれの尿もれも加齢によって多くなるのですが、なかでもとくにお年よりに多い尿もれは、「Ⅲ1⑼③尿意をもよおすと我慢ができにくくなります」で述べた、切迫性尿失禁と予期せぬときに腹圧が高まっての尿もれです。

大脳のコントロールを受けない脊髄神経支配による反射性排尿は、なんらかの脊髄病変が原因になっていることがありますので、可能であれば原因疾患の治療で対応しますが、治療が奏功しなければ、脊髄損傷の場合と同じように対応するしかありません。

切迫性尿失禁は心理的な要素も加味されていて、それへの対応には難しいものがあります。できることは、実際にそうしているお年よりが多いし、またそうするしか仕方がないのですが、トイレが身近にないところにいく場合は事前に用を足して、できるだけオシッコのことが気にならないようにする、自宅のようにいつでもすぐにトイレが使える環境でないところでは、排尿が可能な状況になったら、尿意はなくてもオシッコをしておく、このようなことで対応するしかないのかもしれません。

咳やくしゃみなどによっての予期せぬ腹圧の上昇による尿もれ、これも治療によって改善させることはできませんので、できることは、尿吸収パッドなどを積極的に活用する、これしかないようです。

脊髄損傷による尿閉が原因での溢尿は、それ自体の改善は望めませんし、尿意もないことが多いですから、脊髄神経を刺激しての反射性排尿をこころみますが、それが成功しなければ時間を決めての導尿、場合によれば、留置カテーテルによる持続的な導尿が必要になることもあります。

物理的な尿閉に由来する溢尿、これには、たとえば、前立腺肥大や尿路をふさぐ結石など、尿閉を発症させるなんらかの要因があるはずですから、その治療が必要です。物理的な尿閉ではなく、尿閉の原因に薬剤が疑われる場合は、可能ならば疑いのある薬剤を中止することになりますが、どうしてもその種の薬剤を継続しなければならないときは、他の薬剤で代用できないかどうかや、尿閉作用を緩和する薬剤の併用を検討してみる必要があります。稀にしかありませんが、尿道括約筋が弛緩しないことに起因する尿閉と溢尿、これには、脊髄損傷での溢尿の場合と同じように、導尿で対応するほかはありません。

なお、前立腺肥大に起因する一過性の尿閉があります。これは、もともと前立腺肥大のある人が、長時間排尿を我慢したり、酒を飲みすぎたりすると、前立腺が充血して肥大が一過性に増大、それが尿道を圧迫して尿閉になるものです。このような尿閉は、もちろん、前立腺肥大の治療が必要なのは当然ですが、一時的にはカテーテルを使用しての導尿で解決する例が多いようです。

⑥トイレがすぐそばにない環境には住みづらくなります

年をとると、昼間もですが、とくに夜間のトイレ回数が多くなり、しかも、尿意をもよおすと我慢ができにくくなりますから、お年よりにとって、居室や寝室が二階でトイレが一階、このような住環境は好ましくありません。だれでも、ではありましょうが、とくにお年よりは、夜間、半覚醒状態での階段の昇降には転落事故を起こす可能性さえなくはないのです。ポータブルトイレを使えば解決するようにも思われますが、これは、かならずしも使って快適、というものではありませんから、家族構成などの関係で仕方がなければともかく、できれば、お年よりの、居室もですが、とくに、寝室はトイレの近くにあるのが望ましいのです。

⑦女性は異性への関心が肉体的なものから精神的なものに変わってきます

ある調査結果によると、有配偶者で月に一回以上性交渉のある割合は（性交渉が月に一回以下の場合は、セックスレス夫婦、というのだそうです）、男性の場合、六十才代で約五〇％、七十才代で約三〇％、八十才代では一〇％以下、となっています。最近の若い世代ではセックスレス夫婦が増えて、それが四十才代後半では五〇％くらいにもなるそうですから、お年よりのほうが結構盛んなのかもしれません。たしかに、女性は、閉経期を境に生殖機能がなくなり、女性ホルモンが減少しますし、男性も、女性ほど明確な一線はありませんが、年齢と共に性機能が衰えてきますから、かっては、それと共に異性への関心も低下していくもの、と考えられていました。ひょっとすると、かっては、ではなく、今もそのように考えられているのかもしれませんが、しかし、年をとっても、生の終わりにちかづくまで生殖機能を失わない男性に性的欲望があるのは当然ながら、生の途中で生殖機能がなくなる女性も、性的欲望はともかく、異性への関心は、それが肉体的なものであるか精神的なものであるかはともかく、たもちつづけているのです。

人間以外の動物をみてみると、それら動物の性行動は子孫を残すための本能的な行為ですから、その行為に精神作用の関与は少なく、ほとんどの動物は、生殖機能がなくなれば、即、性行動がなくなる、というよりは、生殖機能が消失し、最後に生まれた子どもの養育が終われば生命の灯も消えてしまいます。かりに、たとえば、鮭（魚類はすべてそうですが）のように子育てがなければ、生殖機能の消失と生命の灯が消えるのがいっしょです。動物がこの世にあっての究極の役割が「種の存続に資すること」ですから、動物はその役割を終えた時点でそれ以上生きながらえることの必要性がなくなるのです。一方、人間の性行動には精神作用が大きく関与しますので、七十才をすぎるような高齢になっても生殖能力がたもたれていることの多い男性に異性への関心があるのは当然としても、五十才なかばで生殖機能が消失する女性であっても、生殖機能がなくなったからといって、ただちには、異性への関心がなくなるわけではありません。ただし、年をとってからの人間の性行動には、個人差が大きいなかにも、男性と女性で若干の違いがあり、生の終わりにちかづくまで生殖能力がたもたれている男性は直接的な性交渉を求める傾向が強く、閉経期をすぎるとはっきりと生殖能力がなくなる女性は、どちらかというと、異性に対して精神的なつながりを求める傾向が強くなるようです。実際、年老いてからの結婚で相手に求める主要なものとして、男女で、孤独からの離脱・日常生活の安定・病気のときに助け合える、などは共通していますが、そこに、男性は性的欲求の充足が加わり、女性は、性的欲求の充足ではなく、精神的なつながりと経済的な安定が加わっていますから、やはり、年をとった女性が男性に求めるものは、肉体的なつながりよりも、精神的なつながりのほうが大きいのは間違いなさそうです。

つまり、生の終わりにちかづくまで生殖機能を失わない男性は異性に対しての肉体的な関心が年をとっても比較的たもたれ、他方、生の途中で生殖機能が失われてしまう女性は、年をとると、異性に対しての関心が、肉体的なものから精神的なものや実利的なものへと変わっていくのです。

特殊な例を除けば、男性の相手は、当然、女性で、しかも、そのほとんどは連れ合いでしょうが、いずれにしても、性交渉の回数は男女ほぼ同数になるはずです。しかし、アンケート調査などの成績をみると、現在の日本では夫婦間に平均約三年の年齢差がありますので、女性の相手になる男性の年齢が高いこともあるのでしょうが、しかし、それを考慮にいれても、なぜか、女性のほうが性交渉の回数が少なくなっているものが多いのです。性交渉は原則として男女同数でなければならないはずですから、それを、男性が多めに申告しているか、女性が少なめに申告しているかのどちらかになります。なぜ女性の申告が少なめになるのか、それは、性交渉が男性主導でなされ、女性は、どちらかというと、追従しているだけなので記憶に残りにくい、こんなことに因があるのかもしれず、かりに、それが事実、とすれば、年をとった女性が異性に求めるものは、肉体的なものよりは精神的なもののほうが大きい、このことの証の一つになるのかもしれません。

ちなみに、男性は、自力で生きることが可能である限界の年齢、ほぼ八十才くらいで生殖能力を失いますが、それとほとんど同時に、交接不可になりますし、異性への関心も低下します。一方、女性は、五十才なかばで生殖能力を失いますが、生殖能力がなくなっても、ちょっとした気づかいは必要ながら、もちろん、交接は可能ですし、おおかた、異性への関心もそれなりにたもちつづけているようです。ただし、男性と女性、おたがいに違った性は体験できませんので、男性は女性のそれが真実かどうか、女性は男性のそれが真実かどうか、どちらもそれをたしかめることはできません。

それはともかく、七十才代での有配偶者率は、男性が約八三％、女性が約三五％なのだそうですが（これは平成二年のもので、ちょっと年代が古いのですが、二〇一五年の国勢調査では七十才時に配偶者と死別している割合は、男性が約五％、女性が約二〇％、となっていますから、現在の七十才代での有配偶者率も当時と大差はない、と考えられます）、六十五才以上での再婚率は、男性の一・五％に対し、女性は〇・一％と、女性の再婚率が圧倒的に低いのが現実です。これは、女性にその気がないか、新たな結婚相手がみつからないかのどちらかになりますが、女性に新たな結婚相手がみつかりにくいのは、男性の寿命が女性より短いことと女性の初婚年齢が男性の初婚年齢よりも低いこと、すなわち、女性が連れ合いを失ったとき、新たなお相手となる男性の生き残りが少ないからなので、当然になります。女性は、結婚生活で自分が生き残る確率は高いのですが、生き残った場合、新たな相手になり得る男性は少なく、恋をする機会は少ないのです。一方、男性は、自分が生き残る確率は低いのですが、かりに生き残った場合は、数のうえでは相手に不足しないことになります。

数の問題で女性に若干のきびしさはありますが、それが、精神的なよりどころを求めてのものであっても、性交渉の対象を求めてであっても、異性を求める心は、まさに生きる張り合いになり、年老いての深まる孤独感が払拭され、自身の向上心、緊張感も高まりますので、連れ合いを失ったお年よりは積極的に異性を求めていい、と私は考えます。昔は、「貞女は二夫にまみえず」、こんな教えもありましたが、自らの主義でそれを踏襲するのであればともかく、さもなくば、現在の世のなか、そのような教えにはなんの重みもないのです。男性は女性の優しさとしなやかさを、女性は男性の勇気と覇気を、それぞれ育むのですから、連れ合いを失ってからの恋愛は積極的であっていいのは間違いありません。

ただし、年をとってからの新たな恋愛はおたがいの向上心を刺激するフレッシュな関係ではあるのですが、しかし、フレッシュな関係はイコール未成熟な関係ですから、長い結婚生活を共にした過去の相手から得られていたものと同じものを求めても、ただちには無理であることは認識しておく必要があります。

なお、生の終わりにちかづくまで生殖能力がたもたれている男性は、異性に対しての肉体的な関心も遅くまで消えないのですが、まあ、自身で、異性にこれまでよりも強く心のつながりを求めるようになった、このように感じたときにこの項目に該当するのではないか、と考えます。

⑽　骨筋肉系の変化

初老期をすぎると腰痛や膝痛に悩まされる人が多くなります。これらの痛みは、骨粗鬆症や関節軟骨の摩耗、そして、筋肉が力不足になることに主たる因があり、いずれも加齢による生理的な現象で、しかも、二本脚で歩くようになって、脊椎や膝に過大な負担を強いるようになった人類の宿命でもある、と私は考えています。とくに女性は、更年期をすぎると骨量（骨にふくまれるカルシュームの量）が急激に減少し、四十才の人の骨量を一〇〇とすると、七十才では、男性が約七〇にとどまるのに対し、約五〇にまで減少するそうです。このように、高齢女性では骨量が生理的に大きく減少しますから、生活様式では背骨にかける負担が、男性にくらべて、女性は、たぶん、小さいにもかかわらず、年をとってから、脊椎骨粗鬆症など、腰痛で悩まされる女性は少なくないのです。

なお、骨量は加齢によって生理的に減少するものですから、骨量が減少しているだけでは骨粗鬆症とはいいません。骨粗鬆症、という病名がつくには、骨量の減少に加えて、骨量の減少が原因となる痛みなどの症状が必要になります。ただし、症状があっても、もちろん、骨量が減少していなければ骨粗鬆症とはいえないのですから、それが生理的に骨量が大きく減少する女性に多いのは当然です。実際、加齢によって骨量の減少する女性に骨粗鬆症が多いのはたしかなので、私たちは、骨粗鬆症は女性特有の病気、と認識しがちになっています。しかし、骨粗鬆症は男性にもないわけではなく、日医ニュース（第一三六三号）によると、成因は男女で異なるにしても

（女性の骨粗鬆症は加齢に関連していることが多く、男性の場合は病気や薬、栄養障害などが原因であることが多い）、わが国の骨粗鬆症患者の四人に一人は男性なのだそうです。

骨粗鬆症、とくに女性のそれは、中年期以降、加齢にともなう骨量の減少が原因で発症するものですから、対策としては、可能であれば、骨量が少なくならないようにすればいいことになります。それには骨量が減少する因子をできるだけ取り除くことになりますが、その因子は、疫学的な調査によると、加齢、閉経、カルシューム摂取不足、運動不足、日光不足なのだそうです。加齢と閉経は避けようがありませんが、カルシューム摂取不足、運動不足、日光不足などは心がけしだいで避け得る可能性があります。

カルシュームは、人体内にもっとも大量に存在する無機物で、骨の形成、維持、修復に欠かせないのはもちろんですが、神経や筋肉の興奮性を調節するなどの重要な役割も併せ持っています。血中のカルシューム濃度が低下するとテタニー（痛みをともなう筋肉の強直性けいれん）症状が現れたりしますし、逆に、血中のカルシューム濃度が上昇しすぎると、神経や筋肉の興奮性が低下し、筋全体が弛緩状態になるのです。

このように、カルシュームは生体維持に必須な成分ですので、摂取カルシュームが不足して血中のカルシューム濃度が低下しそうになると、生体は、骨を形成しているカルシュームを転用、血中のカルシューム濃度を維持しよう、としますから、摂取不足は骨量の減少に拍車をかけることになります。ただし、今も述べたように、血中カルシューム濃度が高くなりすぎると筋全体が弛緩状態になりますから、過剰摂取も避けなければなりません。ですから、カルシュームは、小魚など、食品として摂取するのが安全なので、サプリメントとして摂取する場合は過剰摂取に充分な注意が必要なのです。

ちなみに、骨粗鬆症が発症してからカルシューム剤を服用している例が多いのですが、発症してからでは大きな効果は期待できないようで、とくに女性は閉経前からカルシュームをふくんだ食品を多く摂取するように心がけることが大切になります。

腰痛の主因である椎間板軟骨の摩耗や膝痛の主因である膝蓋関節軟骨の摩耗、これらは二本脚で歩くようになった人類の加齢による生理的な現象ですから受けいれるより仕方がありません。

人間の筋力は、二十〜三十才くらいで最高になり、以後は徐々に低下、六十五才ではその八〇％くらいにまで低下するそうです。人、とくに男性は、年をとると、立ち姿が、膝がまがり、上体は反りぎみに、極端に表現すると、ゴリラが立って相手を威嚇するときの姿に似てきますが、これは、姿勢をたもつに必要な小脳のはたらきと筋力、それらの弱まりに起因するもの、と考えられます。それらの弱まりは、姿勢制御を難しくしますから、腰痛発症の因にもなります。

運動不足は廃用症候群の一環として骨量を減らしたり筋力低下に拍車をかけますし、日光不足は、血中カルシューム濃度を調節し、骨のカルシューム維持に貢献しているヴィタミンＤの合成を阻害します。過度に日光を浴びるのは、活性酸素の問題もあり、かならずしも推奨できませんが、適当な時間、屋外を散歩するなどは、益のほうが大きい、と考えられます。

①背丈がちぢみます

年をとると、背丈が、二センチから、人によっては五センチちかくもちぢみますが、これは、椎骨の椎体と椎体の間にある椎間板軟骨が摩耗して厚みが減るからで、加齢による生理的な現象です。まあ、それによる痛みなどがなければ、みた目はともかく、生活に支障はありませんから、気にしないのがいちばん、と思います。

②体重が減少します

六十五才になると筋力が二十～三十才時の八〇％になるように、年をとると、筋肉自体が衰えますし、骨量はもちろん、皮下脂肪をはじめ、内臓脂肪も、また、体の水分含有量も減ってきますから、年をとって体重が減少するのは自然です。

ただし、女性は、もともとの骨量や筋肉量が少ないことでそれらの減りめが小さいからか、あるいは、年をとっても比較的体脂肪が減らないからかはともかく、年をとっての体重減少は、女性にもなくはありませんが、男性に顕著です。これは、お年よりの男性に目だって手足の細くなる人が多いことでもあきらかです。

まあ、木が枯れれば細くなるように、人も年をとって枯れてくるのは自然界の定めで仕方がないのです。

③転倒しやすくなります

お年よりの転倒での骨折は「寝たきり老人」をつくる因の大きな一つであり、しかも、お年よりは転倒しやすいのです。お年よりが転びやすくなる要因はさまざまありますが、なかでも、「反射神経の鈍化」・「平衡機能の低下」・「筋力の衰え」、この三つが主要なものになります。

姿勢や運動を制御している小脳のはたらきや筋力が弱まることで運動能力が低下しているお年よりは、歩きでの歩幅と共に足の上げ幅が小さくなりますから、つまづきやすいのですが、神経間の情報伝達速度が遅くなることに起因しての反射神経の鈍化は、つまづいたとき、それへの対応を鈍くしますので、対応できないままに転んでしまうことが多くなります。

年をとると、小脳や内耳にあって体の平衡をつかさどっている三半規管、これらの機能が低下することで、平衡感覚がわるくなり、ふらつきが多くなりますが、これもお年よりが転倒しやすい要因の一つです。

つまづいたとき、あるいは、ふらつきが大きくなったとき、転ぶのをこらえて立ちなおらなければなりませんが、お年よりは、筋力の衰えがありますから、こらえるのが難しく、そのまま転んでしまいがちになるのです。

これら三つの要因は、いずれも加齢現象ですから、それ自体を消し去ることはできないのですが、自分が転びやすくなっているのを意識することは、いくらかではあっても、転倒予防に役立ちます。ただし、転ぶのは一瞬の出来事ですから、注意をしていても、それを完全に防ぐのは難しいのです。

④車が必需品になります

お年よりは、病気になりやすいことで病院を受診する頻度も多くなりますし、若い家族と同居していて自分で買いものにいかなくていいとか、近隣に生活に必要なものを売っているお店があるとか、あるいは、車での移動スーパーがきてくれればいいのですが、多くの場合、とくに田舎ぐらしでは、稀にみられる移動スーパーを除けば、それらどの可能性も低いのが実態ですから、必需品の買いものにも遠くにいかなければなりません。しかも、遠くにいくのに公共交通機関が完備しているか、といえば、現実はそんな状況でもありませんので、結果的には、歩きが苦手になったお年よりにとって、車が必需品になるのは当然です。しかし、車が必需品、となる一方、神経間の情報伝達速度が遅くなっているお年よりは、必然的に思考の幅は狭まりますし、とっさの場合に必要な臨機応変もスムーズにいかなくなりますから、車の運転に適していないのもたしかなのです。とすると、お年よりは、病院にいくにも買いものをするにも車が必要であるにもかかわらず、車の運転が不向きになるわけで、この事態への対応がさし迫っての問題になっているのが現実です。

病院にいくのはともかく、買いものは、最近、インターネットで注文し、宅配で、ということも可能にはなりましたが、しかし、これも生活用品すべて、というわけにはいきませんし、まして、すべてのお年よりにそれができるか、となると、そんなことはあり得ないのです。

対応は、お買いものはそれを代行してくれるメッセンジャー担当者を、通院には公共の交通手段を、それぞれ地域に充実させる、こんな方法しかなさそうですが、いずれも難しいのが実態で、とくに、田舎住まいで腰痛や膝痛で歩きが苦手になっているお年よりには車が必需品なのです。

⑤疲れがとれにくくなります

若いころは一晩寝れば前日の疲れなどほとんどとれたのですが、年をとると三晩くらい寝ないととれないように感じます。

疲労には、実在する心身の疲労とは関連の乏しい自覚的疲労と、実在する心身の疲労そのままの他覚的疲労があり、他覚的疲労は、作業能率の低下や膝蓋腱反射の亢進などで客観的に把握することができますが、自覚的疲労は、当人の告白によるか、外観から推測するしかありません。

自覚的疲労は、実在する心身の疲労度合いとはかならずしも平衡しない、そのときどきの気分に左右される主観的なものですから、たとえば、躁うつ病で、うつの症状だけのものを単極性気分障害、躁とうつ、両方の症状が現れるものを双極性気分障害、といいますが、気分の落ちこんでいるうつ状態では、疲れる理由もないのに、「疲れがとれない」、このように感じられるのに対し、気分が高揚している躁状態では、疲れているはずなのに、「疲れなどなく気分爽快」、このようになるのです。これは、旅行をしたときなど、気分が高揚している旅行中は疲れなど感じなかったのに、家に帰って高揚していた気分が普段の状態にもどったとたん、どっと疲れがでる、こんな経験がだれにもある、と思いますが、それと同じ現象です。

気力が高まっている状態では疲れを自覚しにくく、気力が低まっている状態では疲れを自覚しやすいのですが、年をとると、その気力が高まりにくいことで、年齢による疲労の回復の遅れに輪をかけて、疲労感が残ることになります。

たしかに、疲れがとれにくい、これは、気分に大きく左右され、気分が落ちこんでいるときはもちろん、自分に、年をとっている、という先入観念があれば感じ方が強くなるでしょうから、そのときの気分のあり様にもより、また、人それぞれではありましょうが、しかし、基礎代謝も八十才になると三十才時の八五％くらいになるように、代謝機能も低下するので、年をとって疲労回復に時間がかかるようになるのは間違いありません。現実、多くが疲れがとれにくくなったことを自覚しはじめるのは四十才代後半から五十才くらい、と考えられますが、年をとって疲れがとれにくくなる、これは、生理現象で避ける術がありませんので、素直に受けいれて対応していくよりほかないのです。

なお、疲れには精神的な疲労と肉体的な疲労がありますので、「疲れがとれにくくなります」、これを「骨肉系の変化」の項目にいれるのが適当かどうかに疑問もあるのですが、ほかに適当な項目がありませんので、便宜上、ここにいれたのです。

⑾ 皮膚の変化

加齢によって皮膚に変化が現れはじめるのは、個体差は大きいのですが、おおよそ二十五才くらい、と考えるのが一般的ですから、皮膚は他の臓器にくらべても早くに老化がはじまることになります。その変化は、皮膚の萎縮と皮下脂肪の減少、出血斑、皮疹、色素沈着、痒み、このように多彩です。これらの変化のなかで、皮膚の萎縮によるシワ、色素沈着によるシミ、色素が抜ける白斑、リポフスチンによる褐色斑、これらには活性酸素が大きく関与し、その活性酸素は紫外線を浴びると増加しますから、長時間日光にさらされるのをできるだけ避けるのがいちばんです。やむを得ず長時間日光にさらされなければならない場合は日焼け止めクリームをこまめに塗布するなどの対策が必要になります。いずれにしても、これらの変化には、水分や脂肪分を多く経口摂取しても効果はなく、食事での直接的な改善は望めませんので、クリームや軟膏を直接皮膚に塗布することで対応するより仕方がないのです。

ちなみに、老化現象は、「Ｉ２ 人は、なぜ、老い、そして、病まねばならないのか」のところでも述べてあるように、全員が最長寿命にたっして死ぬ、この不自然さを解消するために、個が最長寿命に向かっている途中で死にいたる病を誘発させ、かりに、最長寿命にまで到達する個がいたら、その個をそこで老死にいたらしめる、これが役割ですから、稀に発症する皮膚ガンなどを除くと、感覚器系や骨筋肉系の老化現象も同じなのですが、皮膚の老化現象は老化現象本来の役割にはあまり寄与していないように感じられます。しかし、感覚器系や骨筋肉系の老化現象にしても、皮膚の老化現象にしても、それ（老化現象）をあらわに表現しますから、これらの老化現象は、個に自身の老化のすすみ具合を認識させたり、他にそれを気づいてもらうなど、それなりの役割をはたしているのではないか、と考えられます。

①皮下脂肪が減少し、皮膚が萎縮します

漁業や農業で、長い年月、海上や野外で仕事をしたお年よりは、とくに日光のあたる顔面やうなじなど、皮膚の萎縮によるシワが顕著になり、痒みの原因になります。なぜ、日光にあたるとこのような変化が現れるのか、それは、紫外線を浴びることで、細胞や組織を傷害する活性酸素、それと、皮膚のコラーゲン線維や弾性線維を分解する蛋白質分解酵素が増えるからです。

②皮下に出血斑ができやすくなります

お年よりの皮膚は、皮脂が減少し希薄になって外力からの保護作用が低下していますし、末梢血管の血管壁がもろくもなっていますので、ちょっとした刺激で、とくに腕部分に皮下出血を起こしやすくなります。皮膚の外力からの保護作用は皮膚の角質の外側にある皮脂膜によってつくりだされるのですが、年をとると、皮脂の分泌量が減るために（とくに女性に顕著で、高齢女性では皮脂の分泌量が若い女性の１／２に減る）皮脂膜が薄くなり、保護能力が弱まるのです。ただし、女性は、皮脂がもともと多いので、皮脂の分泌量が減っても、なお、男性よりは皮脂の量

が多いらしく、外力によっての皮下出血で悩まされるのは、どちらかというと男性に多いのが実態です。

年をとって、皮脂の分泌量が減り、皮脂膜が薄くなるのは加齢現象ですから仕方がないので、対策は、できるだけ衝撃や圧迫を皮膚にあたえないようにする、外観上気になるようであれば着衣を長袖にして人目にふれないようにする、これくらいしかありません。

③色素斑ができやすくなります

年をとると、シミなどの色素斑が現れる一方で、色素が抜けてしまう白斑（脱色素斑）なども目だつようになります。

皮膚にはメラニン色素があり、それが有害な紫外線が体のなかにはいるのを防ぐ役目をしています。そのために、日光にあたると、メラニンがたくさんつくられ、肌の色が黒くなるのです。若いときは、日光から遠ざかると、余剰のメラニンは排出されて皮膚の色も元にもどるのですが、年をとると、メラニンの排出がうまくいかない部位や過剰なメラニン生産をつづける部位ができて、それが色素沈着の原因になるのです。

また、お年よりの皮膚には老人特有の褐色色素斑ができますが、これはリポフスチンという褐色顆粒の集まりです。リポフスチンは、細胞膜の主成分である脂質が活性酸素によって酸化されて変質し、それが蛋白と結合してできたものです。このように、リポフスチンの産生に大きく関与する活性酸素、その活性酸素は、過食や運動過多もですが、とくに紫外線を浴びることによって増産されますので、できるだけ、そのような状況をつくらないようにしなければなりません。

年をとっての白斑は、メラニン色素産生細胞の疲弊や消失によるものと考えられ、老人性白斑、といわれています。

いずれの色素斑も、加齢現象ですから完全には防げないのですが、紫外線が関与していることが多いですから、不要な日光浴は避けるのが賢明なのです。

④頭髪が抜けたり白髪になったりします

年をとっての頭髪の白髪化や男性での抜け毛も加齢現象の一環です。頭髪は毛乳頭が生みだす毛母細胞によってつくられています。毛母細胞の分裂可能回数は多くないのですが、毛母細胞が寿命を終えても、毛乳頭が健在であれば、次の毛母細胞がつくられ、頭髪は絶えません。頭髪の寿命は約四〜五年とされていますが、男性のお年よりでは、この寿命が短くなり、しかも、毛母細胞をつくりだす毛乳頭の数が減ってしまうのです。加齢による男性の脱毛には男性ホルモンが大きくかかわっていますから、早くに去勢をした男性、たとえば、昔、中国にあった宦官（後宮で、常に君主の近くにあった去勢男子ですが、君主の信頼を得て、ときには政権を左右することもありました）などには禿頭現象がありません。とはいっても、抜け毛を防ぐために去勢する、というわけにもいかないでしょうし、外観はともかく、とくに生活に支障もありませんので、禿頭現象は容認するよりほかありません。ちなみに、ソ連などでは、男性の禿頭現象は男性ホルモンが豊富であることの現れ、として、かならずしも嫌われてはいないようです。

白髪には白斑と併発するものもありますが、年をとっての白髪は、毛髪色素の欠乏ないし消失によるもので、もちろん、加齢による生理的な現象です。

なお、養毛や増毛などに有効とされる塗布剤が出まわっていますが、残念ながら、今あるそれらに大きな効用は期待できないようです。

⑤痒みがでてきます

お年よりは、アトピー性皮膚炎などがあればなおさらですが、皮疹などがなくとも、痒みを自覚することが多くなります。これは、老人性皮膚掻痒症、といわれるもので、皮膚の萎縮や皮下脂肪の減少なども痒みの増強因子にはなりますが、その主因は皮膚の水分が少なくなっての乾燥肌になることにあります。

痒みを起こす刺激は物理的刺激と化学的刺激に分けられますが、年をとっての痒みは化学的刺激によるものです。痒みを生みだす化学的刺激物質は体内体外にたくさんありますが、体内の刺激物質としてはヒスタミンが代表的な存在です。皮膚が乾燥すると、シワのなかに巻き込まれている痒みの受容体が、ヒスタミンなど、体内の痒み刺激物質に接触しやすくなって痒みが発生するのです。痒みの主因が皮膚の乾燥にありますから、当然、冬場など、空気が乾燥する季節にこの痒みは増強します。

皮膚の萎縮、皮下脂肪や皮膚の水分の減少などは加齢による生理的現象ですが、水分や脂肪の経口摂取を多くしたからといってそれを防ぐことはできません。乾燥肌での痒みには、痒み止め軟膏を塗布するか、経口的に痒みを和らげる薬を服用すると効果がありますし、空気が乾燥する冬期間では加湿器などが有効です。

ちなみに、物理的刺激による痒みは痛みとして感じる手前の刺激を痒みとして感じるもので、電気的に電圧をあげながら皮膚を刺激していくと、痛みを感じる直前の電圧で痒みを感じるそうです。

2　老いによる機能の変化で現れる症状

老いることで発現する症状を、器官や臓器の器質的変化に由来するものと、機能の変化に由来するものとに分けて述べていますが、しかし、機能の変化に由来する症状、とされたものもそれらのほとんどは器官や臓器の器質的変化に関連していますから、これら二つの区分は、おおよそ、でなされたものでしかありません。機能の変化で現れる症状、といっても、その源には器官や臓器の器質的変化が潜んでいることが多いのです。しかも、個々の症状は、その多くがさまざまな器官や臓器の変化の集積で生みだされるものですから、たとえば、「気質の変化」と「思考の変化」、これを厳密に分けられるはずがなく、その区分も、これまた、おおよそ、でしかないのです。

(1) 気質の変化

器官や臓器の老いによる変化はさまざまな生活場面での適応可能範囲を狭くしますから、気質の変化は、たとえば、居住環境が変わるのを嫌うなど、適応可能範囲が狭くなったなかで生きていくための自己防衛的な面、すなわち、個にとってプラスに作用している場合も、もちろんあります。しかし、かならずしもそうばかりではなく、たとえば、オレオレ詐欺や訪問販売で騙されやすいのは思考の進行速度が遅くなることに因があるのですが、そのような現実(思考の進行速度が遅くなること)があるにもかかわらず、お年よりの気質が、それに対応せず、人の話を安易に信用しやすくなるから騙されてしまうのです。このように、気質が自己防衛とは方向が逆に変化することもあり、年をとっての気質の変化が、個にとって、かならずしもプラスに作用しないことも稀ではありません。

老いると、健康の喪失・家族や知人の喪失・社会とのつながりの喪失・役割や目標の喪失・収入の喪失、はては、生きる目的の喪失にいたるまで、喪失の連続になりますが、そんななかにも、老いを受けいれ、喪失状態に順応して生きているお年よりと、老いに抵抗ないし反抗し、喪失状態に順応できずに生きているお年よりがいます。ここでは、老いによって、お年よりの気質がどのように変わるのかを考えてみたい、と思います。

①性格が変わることがあります

年をとって、もともと円満型であった性格の人がより穏やかになるとか、もともと憤慨型であった人がより怒りっぽくなるなど、従来の性格がさらに増幅される場合もありますが、そうばかりではなく、穏やかであった人が怒りっぽくなったり、怒りっぽかった人が穏やかになるなど、人によってはもともとは違った性格になることもあります。

従来の性格が増幅されるのは、年をとって涙もろくなるのと同じで、単に、感情を制御している理性が衰えて感情があらわに表現されるようになっただけなのでしょうが、もともとは怒りっぽかった人が穏やかになる場合は、残された短い人生、穏やかに過ごしたほうがいい、こんな心境になってのこともあるのでしょうが、それよりも、もの忘れなどによって判断能力が低下し、本来なら怒るべきはずの状況であっても、それを的確に認識できず、怒り、という表現にならない、これが原因であることのほうが多い、と考えられます。まわりの人が、怒りっぽかった人が穏やかになって、やれやれよかった、と思っていたら、認知症の初期だった、こんなことも稀ではないのです。

年をとってもともとは穏やかであった人が怒りっぽくなる、これは、これまでも怒りの感情がなかったわけではなく、それを理性で押さえこんでいたのですが、その理性が衰え、押さえこまれていた怒りの感情が抑制から解放されて表出されるもの、と推測されます。感情が表にでやすくなるのは、感情に先がけてそれを抑制する理性が衰えるからで、子どもがえり現象の一環ですから、理性に先がけて感情が発達する子どもがすぐに感情が表にでるのと同じで仕方がないのです。

もともと円満型であった性格の人がより穏やかになる、もともと怒りっぽかった人が穏やかになる、これはまわりの人にとってはいいのでしょうが、もともと憤慨型であった人がより怒りっぽくなる、あるいは、もともとは穏やかであった人が怒りっぽくなる、これは困ります。しかし、年をとって、性格が変わるのも、もともとの性格が増幅されるのも、共に加齢現象ですから、本人自身では是正できないので、接する人はそれを容認して対応するしかないのです。

②自己中心的で頑固になります

年をとると、自己中心的な言動が多くなる、といわれます。その因として、もちろん、加齢は感情に先がけて理性を衰えさせますから、他を慮《おもんぱか》る、という理性優位の思考になりにくいこともありましょうが、主因は、もの忘れや思考の進行が遅くなっての思考の幅が狭くなることにある、と考えられます。

思考は川のようなもので、川が、本流の流れは成立していても、支流から別の流れがはいりこまないと大きな川にならないように、思考の流れのなかにさまざまな思考材料がはいってこないと幅のひろい思考にはなりません。年をとると、再生できる記憶の量が少なくなり（もの忘れ）、思考材料が制限されることで、思考過程で新しい材料がはいりにくくなりますから、支流からの流れがはいってこない川幅の狭い川と同じで、幅のひろい思考が成立せず、みちびきだされる判断も自己本位の幅の狭いものになってしまうのです。

年をとると神経細胞から神経細胞への情報伝達速度が遅くなりますが、これは思考の進行を遅くすることでもありますから、取りいれる材料を多くして思考に幅を持たせていては、さらに、判断に到達するまでに多くの時間がかかるようになります。だれにも、早く判断に到達したい、これが心の底にありますから、お年よりの多くは、無意識的に、ではありましょうが、思考に取りいれる材料を少なくしてしまい、結果は、もの忘れによる材料不足で幅の狭くなった思考に輪をかけて、より幅の狭い思考、すなわち、より自己本位の思考になりがちなのです。

お年よりに頑固な人が多い、といわれますが、その因も、思考が自己中心的になるのと一部同じで、年をとると、思考のすすみが遅く、思考のやりなおしに時間がかかり、思考の変更ができにくくなることにあります。お年よりは、思考の進行に時間がかかることで、思考のやりなおしができにくくなっていますから、周囲の状況に変化が起きても、その変化に対応するのが苦手なのです。「老いの一徹」などといわれる現象も、適応能力が低下して変化を嫌う、すなわち、お年よりが自分の日常性を変えたくないことが主たる因ではあるのでしょうが、年をとって思考そのものが変えにくくなっているのも原因の一端を担っている、と思われます。

年をとって、記憶が自在に引きだせなくなることや思考の進行速度が遅くなることで、思考の幅が狭くなり、思考の訂正が難しくなる、すなわち、思考が自己中心的になったり、性格が頑固になったりする、これらは、いわば、生理的な現象ですから、当人自身でそれを是正するのは難しいので、接する人は、ある程度、それを受けいれるより仕方がありません。いちばんいいのは、本人が、自分の思考のすすみが遅くなったのや、もの忘れなどによって思考の幅が狭くなったのを自覚し、思考する際に結論への到達を急がないように心がけてくれることですが、それを望んでも、実現される可能性はほとんどないのです。

加齢現象は子どもがえり現象でもあります。子どもが自己中心的であるように、お年よりが子どもにかえって自己中心的になるのも自然なのですから、自己中心的な思考も、他に迷惑さえかけなければ、それはそれでいい、と思います。ただし、同じように自己中心的であっても、子どもには可愛さがありますが、お年よりにはそれ（可愛さ）がありませんので、ほどほどにしておかないと嫌われ老人になってしまいます。

③根気がなくなります

年をとると、根気がなくなる、飽きっぽくなる、とよくいわれます。たしかに、それは私自身も実感しているのですが、しかし、お年よりとて、自分の好きなことや興味のあることをしているときは、とくに、根気がないとか飽きやすいとかはないのです。実際、盆栽や手芸が趣味のお年よりが、「それらに没頭していると時間を忘れる」、このようにいうことが珍しくありませんから、お年よりは、あまり興味のないことをしていたり面白くない講演などを聞いている際に長く我慢ができにくいのだ、と思います。原因は、体力の低下もある、とは思いますが、あるいは、自分に残された時間が少ないことで、無駄な時間を費やすのはもったいない、こんな意識が心の底にあって、自己防衛的に我慢ができにくくなっているのかもしれません。

面白くない話を聞いていると嫌になる、興味のないことをやっていると飽きてしまう、これは、年をとらなくても、だれにでもある生理的な現象で、お年よりはそれの我慢ができにくくなっただけです。まあ、お年よりは、これまで多くの我慢をかさねて生きてきたのでしょうから、講演など、嫌になったらほどほどにして失礼していい、と思います。それほど長くも残っていない年をとってからの人生、他に迷惑さえかけなければ、少々のわがままは許されていいはずだからです。

④気が短くなります

年をとると気が短くなる、とよくいわれます。これは、神経間の情報伝達速度が遅くなり、つれて、思考の進行が遅くなったお年よりが、結論を急ぐことで起きる現象です。感情を制御する理性が感情に先がけて早く衰え、神経間の情報伝達速度が遅くなったお年よりの思考は、感情優位型になりやすい傾向があります「Ⅲ2⑷②感情優位型思考になりやすい傾向があります」を参照してください)。感情優位型思考は、一部、思考材料を省略し、それを感情でおぎなっている思考で、短絡的になりがちですから、たしかに思考の進行を速めることはできるのですが、年をとって感情が露出しやすくなっていることとも合わさって、他に、気が短くなった、と受けとられることもあるのです。

年をとって、周囲に、気が短くなった、と思わせるもっとも大きな要因が、思考の進行速度が遅くなったにもかかわらず、結論を急いで、思考が感情優位型になることにあるのですが、これは、加齢による生理的な現象ですから、ある程度はやむを得ません。しかし、年をとっても、思考に、時間をかけ、充分に材料を取りいれてすすめれば、思考は正しい方向にすすみ、だされる判断も正しくなるのが普通です。したがって、年をとったら、考え事をするときは結論を急がず、事案によっては、その場で結論をださずに日を改めて再度考えてみるくらいの余裕を持つことが必要で、そうすれば、周囲に気が短くなった、と思わせることもなくなるでしょうし、自身、間違いを起こす頻度も少なくなるに違いないのです。

⑤閉じこもりがちになります

お年よりの閉じこもりは、後述するように、病気など、体調不良が因である場合もありますが、それを除くと、体力の低下や思考に柔軟性がなくなっての環境への適応能力の低下、退職による集団からの離脱や役割、目標を失っての気分的落ちこみ、これらが主因、と考えられます。

年をとって体力が低下したり思考に柔軟性がなくなる、これは男女共にある生理的な加齢現象ですが、役割や目標を失っての気分的な落ちこみ、これは、年をとっても役割がなくならないことの多い女性には少なく、退職と同時に役割も失いがちな男性に多い現象です。なお、集団からの離脱による気分的落ちこみ、これは、ほぼ、男性特有のものです。

長年慣れ親しんだ会社や同僚たちとの縁がなくなったり、人生、残りが少なくなったのを意識せざるを得ないことなどで気分的に落ちこみ、しかも、新しい環境に適応するのが難しくなった年齢になって、ほとんどなじみのなかった人々との交友関係を新たに構築するのは容易ではありません。このような状況になると、男性は、集団での行動を好むにもかかわらず、新たな集団にはいるのが苦手でもありますから、その多くが、人間関係を新しくつくるよりも、家にいて読書でもしていたほうが気楽、となって外にでなくなってしまうのです。

大昔、男の仕事は狩りだったのですが、狩りをするに、一人では、効率的でなく、また、大きな獲物を捕獲するのが難しいこともあって、男たちは主として集団での行動でした。一方、女の仕事は家事と農耕でしたから、女たちは主として単独での行動だったのです。男性に、本来的に集団での行動を求める気質があるのか、あるいは、集団で行動することで集団での行動を求める気質が育まれたのか、女性に、本来的に単独での行動を求める気質があるのか、あるいは、単独で行動することで単独での行動を求める気質が育まれたのか、それはわかりませんが、いずれにしても、男は集団での行動を、女は単独での行動を、それぞれ、得手、としていたのです。ですから、当時の、男たちが集団で行動し、女たちが単独で行動する、このような役割分担は、男女、いずれもの特徴が生かされた合理的な役割分担であったのは間違いありません。考えてみれば、今世紀にはいるまで、結婚後の女性は専業主婦が圧倒的に多かったし、今も少なくないのですが、専業主婦など、単独を、得手、としていなければつとまるはずがないのです。

ただし、男は、今でも、集団での行動を求める気質があり、どちらかといえば単独行動が苦手ですが、女は、個人での行動も集団での行動も受けいれられるようで、あるいは、気質に柔軟性があり、男よりも適応可能範囲がひろいのかもしれません。

その成因はともかく、男性は、昔から集団での行動が習い、となっていて、社会的なかかわりを求めるところがありますので、その多くが、定年退職などで集団からはなれると、不安にもなり、気分的にも落ちこみがちになります。そして、それが男性の閉じこもりの一因にもなるのです。それに対し、昔から単独行動が習い、となっていた女性は、専業主婦であれば、退職などで生じる人間関係の変化がないのはもちろんですが、かりにお勤めをしていたとしても、資質的に社会とのかかわりに強くこだわりませんから、退職して集団からはなれても、気分的な落ちこみは男性ほどではなく、したがって、その後の生活のあり様も大きくは変わりません。ですから、女性は、退職、それをきっかけにして閉じこもりになるようなことは少ないのです。

気候風土が閉じこもりを助長することがあります。日本の雪国では、少なくとも一年の四半分は時雨れたり雪が降ったりの天候がつづきます。そのような天候では、必然的に外にでにくくなりますから、慣れて住み心地のいい家のなかでの生活が主体になります。冬が長くきびしいだけに、いっせいに花が咲き、好天のつづく雪国の春は本当に素晴らしく、外にでるにはまたとない環境になるのですが、長い冬の間に定着した、外にでない生活、この流れを変えたくなくて閉じこもりから解放されないお年よりがいるのも不思議ではないのです。

身体的な不調も閉じこもりの原因になります。二本脚で歩くようになった人間に年をとっての腰痛はつきものですし、長年使ったことで膝関節の軟骨がすり減り、膝痛に悩まされているお年よりも少なくありません。とくに、閉経後の女性は骨粗鬆症に罹患するケースが多く、七十才代になると女性の八割ちかくが関節の痛みを訴えるようになります。腰や膝の痛みは、安静にしていれば和らぎ、歩き、とくに階段の昇降などで強くなりますので、そのような持病のある人は必然的に外にはでなくなるのです。また、年をとると、男性にもあるのですが、とくに女性に多く発現する排尿障害も外出をはばむ要因の一つになります。これは、尿意を感じると我慢ができず、トイレまでの移動が間に合わない、あるいは、咳やくしゃみなどの際に尿がもれる、などですが、このような症状があればお出かけをひかえがちになるのは当然です（「Ⅲ１(9)泌尿生殖器系の変化」を参照してください）。

男性の閉じこもりは、環境への適応可能範囲が狭まること、役割や目標を失い、さらには集団からの離脱で気分的な落ちこみがはげしいこと、これらが主因ですからなかなか対応は難しいのですが、気分が落ちこんでいて外にでたくない、このような場合には、とりあえず外にでてみるのが効果的です。そのような出不精は、寒い冬の朝、暖かいお布団からでるのには勇気がいりますが、でてしまえばどうってことはないのと同じで、いったん外にでてしまえばとくに苦痛なくその場になじんで過ごせるものなのです。ただし、性格的に他との交流が得意でもないし好きでもない人は、無理をするとストレスになりますので、一人でのお散歩でもいい、と思います。とにかく、家からでてみることです。

年をとると、旅行など、日常性からはずれる行事への参加にもあまり積極的でなくなる人が多くなります。実際、在職中は、「定年退職したら夫婦で旅行でもして楽しもう」、などといっていた人が、退職後日をおかずして旅行などに積極的でなくなったりするのは、環境への適応可能範囲が狭まって、日ごろの慣れ親しんでいる環境からはなれたくないからです。しかも、先々の自分の体調に自信が持てないために、旅行にいけるか、そして、無事に帰ってくることができるか、このようなことも心配になります。たしかに、老いは病を誘いますから、年をとると、若いころにくらべて、旅先などで心身に問題が生じる確率は高くなるのですが、しかし、それを危惧していたらなにもできませんので、そのときはそのとき、とわりきって出かけたらいいと思います。

女性の閉じこもりは、環境への適応可能範囲が狭まることに加えて、腰痛や膝痛、それに、排尿障害などの身体的な問題が主因であることが多いのですが、これらの症状、その多くは、器質的な変化がからんでいますので、原因が取り除かれないかぎり症状の改善は期待できません。このような状態にあるときは、無理をしないで、痛みや排尿障害と相談しながらの軽いお散歩で外の空気にふれれば、と思います。尿もれには、尿吸収パッドがありますので、積極的に利用したらいいのです。

⑥行動範囲が狭くなり、社会活動が不活発になります

年をとると、体力が衰える、腰痛や膝痛が多発する、視力や聴力が低下するなどで、環境への適応可能範囲が狭まって自分自身に自信がなくなりますし、加えて、退職して社会との絆が細くなることで外出の必要度も減ってしまいますから、どうしても、慣れ親しんだ自分の部屋がもっとも住み心地がいい、となって、閉じこもりがちになります。つまり、慣れ親しんだ自分の部屋がいちばん住み心地がよく、とくに外出する必要がないのですから、お年よりの行動範囲が狭くなるのは当然なのです。

行動範囲が狭くなる、それは、同時に、社会活動が不活発になることでもあります。仕事から引退してしまえば、必要不可欠な外出がなくなりますから、住み心地のいい自分の部屋に閉じこもっていても、とくに不都合はないのです。

たしかに、体力の衰えを自覚したり、視力や聴力が低下して他とのコミュニケーションがとりにくくなれば、社会活動などへの参加には躊躇するかもしれません。しかし、お年よりは、自分から求めて参加しなければ、だれからも強制されることがないのですから、閉じこもりになって

心身が廃用症候群的な状態にならないともかぎりません。ですから、退職後は、それがストレスになっては困りますが、そうならない範囲内での社会参加を心がけたらいいのではないか、と思います。

閉じこもりは気分をうつ方向にみちびきますが、行動範囲をひろげれば気分転換のチャンスも多くなりますし、うごきが不足すれば、身体にも、廃用症候群にまではいたらないにしても、悪影響をおよぼしますが、外にでればそれをいくらかでも回避できますので、無理をしない程度に、ではあっても、外にでるように心がけることが大切なのです。

⑦信じやすく、したがって、騙されやすくなります

お年よりの多くは、自身が騙されやすくなっているのを、潜在的に、ではあっても気づいていますから、それなりに用心はしているのですが、思考の幅が狭くなっていることや思考の進行が遅くなっていることで、さまざまな要素を加味しての吟味ができにくくなり、人の話を無批判に受けいれる傾向が強くなっています。たとえば、近年、多く発生し、手口が巧妙化しているオレオレ詐欺も、成功の確率はお年よりを狙った場合に間違いなく高いのです。

オレオレ詐欺もですが、訪問販売でターゲットにされやすいのもお年よりのこのような思考を利用されてのもので、販売員にとって、お年よりは信じさせたり騙したりが容易なのです。訪問販売の販売員は、おしゃべりのプロですから、相手が思考を正しく組み立てるのが難しいスピー

ドで話をすすめます。販売員の話を聞いているほとんどのお年よりは、もともと対象になっている商品についての知識が乏しいこともあって、販売員の話についていけませんし、根気がないことで面倒にもなりますから、相手の話をそのまま信じてしまうか、話を聞くこと自体を拒否してしまうかのどちらかになります。話を聞くこと自体を拒否してしまえば無難なのですが、相手の話をそのまま信じてしまうと被害にあうことになります。健康ベッドの訪問販売で必要のないベッドを買ってしまったり、安価な品物を無料で配る手口で人を集め、とどのつまり、非常に高価な品物を売りつけるなどの被害にあうのもお年よりが多いのです。

このように、日常、信じやすい、騙されやすいで問題になるのはオレオレ詐欺と訪問販売ですが、その対応には、結論を急がないこと、できれば、だれかに相談してから結論をだすことです。かりにだれにも相談できない場合でも、少なくとも一晩ゆっくり考えた後で決定するのが大きな誤りを防ぐ有効な方法、と考えます。お年よりであっても、時間制限なしでゆっくりと思考をすすめれば、長い人生経験にもとづく知識をそれなりに持っているはずですから、正しい結論に到達する確率は小さくないのです。

訪問販売などは、絶対にその場で承諾したり契約しないことに決めておくべきで、そのような対応を可とせず、相手が、今すぐ契約しなければ、商品がなくなる、値引きの期間が終了するなど、商品や期間の限定を強く打ちだして決定や承諾を急かせる場合は、断固として拒否するのが無難な対応になります。良心的な販売方法で販売している販売員なら、むしろ、ゆっくり考えてからの決定をすすめるはずだからです。

⑧変化を嫌います

お年よりは、精神的にも肉体的にも適応可能範囲が狭まっていますから、基本的に、自分を取りまく環境が変わるのを嫌います。老いることとは、環境への適応可能範囲が狭まること、すなわち、変化が嫌いになることなのです。お年より、その多くは、毎日使っているお茶碗やお箸が変わるのさえも嫌なので、相手が人間であっても、ものであっても、いつものとおりがいちばんいいのです。

心的に適応可能範囲が狭まるのは、年をとると、神経間の情報伝達速度が遅くなり、思考の進行が遅くなるからです。思考の進行が遅くなれば、新しい材料を思考に取りいれることや変化に対応して思考を変えることが難しくなるのは当然で、これ（心的に適応可能範囲が狭まること）は年をとっての生理的な現象です。お年よりは、たとえば、毎日のお散歩コースでも、いったん決めたら、それを変更するのを嫌います。それは、コースを変更することでどのようなメリットやデメリットがあるのか、それを理解するのに時間がかかるからです。なにごとも、いったん決めたら、それをできるだけ変えたくない、これがお年よりの心の底に隠れている気持ちなのです。

思考の変更ができにくい、これもお年よりが変化を嫌う要因の一つですが、そのほかに、年をとると、肉体的にも、各器官、各臓器が、普段、あまり余裕のない状態にあり、少しの環境の変化でも破綻する可能性があることで、自己を守るために、一段と、変化を好まなくなる傾向が強まることも加わります。お年よりは、先に述べたお散歩コースでも、コース変更を嫌うのは、変更することでのメリットとデメリットを考えるのに時間がかかることもありますが、せっかく適応している現状、それを変えることで適応できなくなることを危惧するからでもあるのです。なじんでいる環境からはなれる旅行なども、一泊か二泊くらいまではなんとか我慢ができても、それ以上になると我慢の限界を超えてしまうお年よりが珍しくありません。これは、取りまく環境が自分の適応可能範囲を超えれば重大な事態に発展する可能性があることを、潜在的に、ではあっても認知しているお年よりの自己防衛現象でもあるのです。

加齢は生活環境の適応可能範囲を狭めますから、お年よりは、いつもの人たちといつもの道具にかこまれた、いつもの居住空間で、しかも、食べ慣れたいつもの食事、これがいちばんいいので、お年よりの生活環境を変える場合は、それがお年よりの適応可能範囲内にあるかどうかを検討してからなされなければなりません。

⑨興味の幅が狭くなります

年をとると、自分が今後生きている年月が少ないことを自覚する、自分のできることが少なくなる、主にはこんなことが原因で興味の幅が狭まります。

自分が今後生きている年月が少ないことを自覚すれば、それまで興味のあったことでも興味がなくなるのは当然です。たとえば、プロ野球やプロサッカーなど、かっては勝ち負けに一喜一憂していたスポーツ観戦なども、年をとると、どちらが勝っても自分にはたいして関係ない、と考えるようになりますから、勝っても負けてもどちらでもよくなるのですが、とすれば、それら自体に興味がなくなってしまいます。また、年をとれば、あらゆる能力が低下しますから、自分のできることが少なくなります。スポーツができなくなるのは当然、としても、旅行にいくことさえもできなくなるかもしれません。そのようになれば、お年よりが、スポーツに興味がなくなり、お出かけに興味がなくなるのは、これまた、自然ですし、社会情勢などにも、それがどのように変わっても、いずれ自分ではどうにもならないこと、と考えて興味がなくなるのも理解ができます。さらには、生殖能力や性的能力を失って種の存続にかかわりがなくなれば、異性への興味もうすれます。

このように、年をとって、体力が低下したり、自分の人生、残り少ないことを自覚すれば興味を持てることが少なくなるのは自然なので、興味の幅が狭くなる、これは加齢現象ですから仕方がないのです。しかし、生きていくには、生き甲斐、すなわち、興味を持てるものが少しでも多くあったほうがいいわけですから、ちょっとでも興味が持てそうなことがらには、少々の経済的負担増には目をつむって、その興味を持ちつづけられるように心がけたらいいのではないか、と思います。

⑩意欲がなくなります

お年よりは、自分の人生が残り少ないこと、あらゆる器官や臓器に機能低下があること、これらを自覚させられますから、なにかに挑戦しようとか、新しいことをはじめよう、などという意欲はもちろん、みたい、いきたい、したい、このような意欲も失いがちになります。

それを、自覚できるものもありますし、できないものもありますが、年をとればあらゆる器官や臓器の機能が低下します。はっきり自覚できるのは、体力の低下はもちろんですが、それ以外では五感（視覚・聴覚・味覚・嗅覚・触覚）の機能低下で、なかでも、とくにお年よりの意欲を殺ぐのが視力と聴力、そして味覚の低下です。年をとればだれにでも発現する老眼や白内障、暗順応機能の低下は、読み書きを困難にしますし、車の運転が危険になって行動範囲を狭くもしますから、これらがお年よりの意欲を低下させるのは必至です。また、老人性難聴は、コミュニケーションに支障をきたしますから、必然的に、お年よりの他と交わろうという意欲を低下させ、味覚の鈍化は、歯牙の欠落なども加わって、ときに、生まれると同時に発現する意欲で、子どもがえり現象が究極にまですすんでも残っている、飲食への意欲さえも減じてしまうのです。

人生は想い出づくりの旅のようなもの、と私は考えているのですが、その想い出をつくっても想い出にならないくらいしか残りの人生が少なくなれば、想い出づくりをしよう、という意欲もなくなります。自分の人生がどれだけ残っているのか、これがわからないのはお年よりだけではなく若者も同じなのですが、しかし、たとえば、一年先に生きているかどうか、この確率が雲泥の差なので、一年後に生きている確率が若者にくらべて極端に低いお年よりが、その先をみすえての想い出づくりをしよう、と思えないのは当然です。

現実、お年よりの意欲を低下させる材料はいくらでもあるので、お年よりが意欲をたもちつづけるのは容易ではないのですが、そんななかにも、小さくてもいいですから目標や役割をつくりだすことができれば、ちょっとだけも、意欲の低下に歯止めがかけられるのではないか、と考えられます。

⑪ケチ（吝嗇《りんしょく》）になります

年をとるとケチっぽくなる人が多い、といわれますが、これは、収入が激減した現実のなかで、この先、もっとも頼りになるのはお金に違いない、このように確信することに因がある、と想像されます。

年をとると、仕事をはなれることで、これまで得ていた収入がなくなり、はいってくるのは年金だけになります。その年金が多額であるか、今後の何十年かをまかなうに充分な蓄えがあればいいのですが、でなければ、お年よりは、今ある蓄えとわずかな年金だけで、それが数年であるか数十年であるかがわからない今後を生きていかなければならないのです。しかも、その間に予期せぬ支出を必要とする病に罹患する可能性が大きいわけですから、お年よりは、それに備えるためにも、気持ちが守りに傾いて、支出を抑えなければならない、と考える、すなわち、一見、ケチにならざるを得ないのです。

お年よりは、かりに、余生を送るにほぼ充分な蓄えがあっても、預金が減るのを、嫌いますし、また、寂しくも感じます。子どもがいても、その子どもたちにはそれぞれの生活があるのですから、お年よりが、確実に頼れるのはお金しかない、このように考え、そのお金が減ることで寂しさを感じるのは当然なのです。

多くのお年よりにとって、もっとも頼りになるのがお金であることに違いはありませんから、年をとって交流の輪を狭めるのはよくないことではあるのですが、生活防衛のためであれば、お年よりであっても、おつき合いの範囲を縮小するのは、ある程度、仕方がないか、と思います。収入がなくての支出は、それへの補充ができないのですから、寂しく感じて当たり前なので、まあ、年をとったら、気にせず、ケチをとおせばいいのです。

⑫仕事の先のばしができにくくなります

年をとると、人生、残りの時間が少なくなります。超精密につくられている人間、その人間が何十年も致命的損傷なく過ごせて老人になれたこと自体が奇跡なのです。奇跡的に今日まで生きながらえてきたお年よりが、この先どのくらい、と考えたとき、それが、いつまでかはわからないが、それほど長いはずはない、と感じるのは自然です。とすれば、先々の体調維持にも自信を失っているお年よりが、しなければならない仕事はできるうちに、と考えるのは当然で、そのために仕事の先のばしができにくくなるのです。

年をとると、極端にいえば、それが明日であっても、それまで元気でいられるかどうかが不安になりますから、仕事をふくめて、しなければならないこと、それが今できるものであれば先のばしがしにくくなるのですが、終えてしまえば気にしなくてもすみますので、できるのであれば、早めに終えてしまうのが正解、と思います。

⑬なにかを選択するとき、どちらでもよくなりがちです

お年よりは、たとえば、コーヒーと紅茶、どちらにしますか、と聞かれたり、どこかにいくときに、電車でいきますかバスでいきますか、と聞かれたりすると、「どちらでもいい」、と答えがちになりますが、これは思考の進行が遅くなって考えるのが面倒になっていることに因がありま す。年をとると、それを自覚しているかどうかはともかく、思考のすすみが遅くなり、考えるのがおっくうになりますから、少々のことであれば、「どちらでもいい」になってしまうのです。

しかし、まあ、こんなことは、生活に支障があるわけでも、また、他に迷惑をかけるわけでもありませんので、当人もまわりの人も気にする必要はまったくない、と思われます。

⑭衣食の選択が子ども時代にかえります

お年よりの選択には、現在の境遇がどうであれ、着るものも食事も、生まれ育ち（氏素性）が

反映しがちになります。氏素性、これは意識の底に染みついているもので、たとえば、子ども時代に裕福であったお年よりは、今が貧乏でも、豪華な衣装と豪華な食事を望み、可能であれば、少々無理をしてもそれを選択します。一方、子ども時代に貧乏であったお年よりは、今が裕福で、豪華な衣装と豪華な食事を選択することが可能な境遇であっても、粗末な衣装と粗末な食事のほうが気分的にしっくりするからか、あえて豪華な衣装や豪華な食事を選択しない傾向があるのです。ですから、裕福な家で育った子どもと貧乏な家で育った子どもが結婚すると、ときには、年をとってから、たとえば、行楽でのホテルの選択など、こんなことで意見の合わないことも、あって不思議はないのです。善し悪しの問題ではないのでしょうが、子ども時代に裕福であったお年よりは裕福が、子ども時代に貧乏であったお年よりは貧乏が、それぞれ身に染みついていて、それが年をとって子どもがえりをすることで表にでてくる、こういうことかもしれません。

⑮男性は連れ合いが恋人的存在から恋人プラス母親的存在に変わります

男性は、年をとって結婚してからの年数が長くなると、恋人的存在であった連れ合いに、母親的な感情が加わってくることが稀ではありません。母親がそうであったように、食事の支度はもちろん、掃除や洗濯もしてくれるのですから、女性にとっては心外かもしれませんのでそれを口にだしていってはいけませんが、男性が連れ合いに母親的な感情をいだいてもそれほどの不思議はないのです。連れ合いに対しての男女関係的な感情に母子関係的な感情が加わってくるのですが、現実には、それを受けいれることのできる女性と、とんでもない、私はあなたの母親的存在になるために結婚したのではありません、と考える女性がいるに違いありません。しかし、女性は、いずれであっても、相手にとってなくてはならない存在であることに違いはないのですから、母親的感情を持たれても、ある程度は容認するよりほかないか、と思います。では、年をとった男性は、となると、私もそうですが、女性からみれば、稼ぎもなくて、ただ無駄飯を食っているだけのうざったい存在ですから、あるいは、可愛げのない子ども、こんな感じにみえるのかもしれません。

どうやら、年をとっても女性は貴重な存在でありつづけるのですが、年をとった男性のほとんどは使い道のないただの厄介者でしかないのは間違いなさそうです。

なお、男性は、相手に母親的な感情を持ったときにこの項目に該当することになるのですが、女性は、それまでそんなことはなかったのに、相手に母性愛を感じはじめたとき、この項目に該当することになります。

ちなみに、男性は、年齢的な要因があるにしても、連れ合いを失うと早々に旅立つことが多いのですが、それは、連れ合いがいなくなると、環境が激変し、その環境に適応できないからです。一方、女性は、相手がいなくなっても、手のかかる子どもがいなくなった程度で、環境は男性が連れ合いを失ったときのようには変わりませんから、大きな痛手にはならず、日をおかずして元気を取りもどせるのです。とすれば、結婚年齢が男性より女性が若く、しかも、寿命が女性のほうが長い（二〇一七年の日本人の平均寿命は、厚生労働省が公表した簡単生命表によると、女性は八七・二六才で世界第二位、男性は八一・〇九才で世界第三位、となっています）、したがって、七十才代での有配偶者率が男性の約八三％に対し女性が約三五％であるように、結婚生活での生き残りが女性に多い、この現実は、男性にとっても女性にとっても、望ましい姿、ということになります。

⑵　思考の変化

お年よりの思考を特徴づける主な要素には、「思いだせる記憶量の減少」・「神経間の情報伝達速度の遅延」・「子どもがえり現象による感情と理性のアンバランスな機能低下」、この三つがあります。

思考は、現状の把握にはじまって、記憶を材料に、知性や理性、感情を織りこみながら進行し、判断に到達します。その際、思考が材料にできる記憶は表層領域にあって思いだせる記憶だけです。ですから、多くの記憶が深層領域に移行し、表層領域に残っている記憶量が少なくなれば、思考に使える材料が少なくなり、必然的に材料不足の思考にならざるを得ないのです。材料不足になった思考で最初に現れる特徴は、幅が狭く偏った、すなわち、近視眼的な思考になることです。子どもは、もともとの記憶量が少ないのでそのような思考しかできないのですが、子どもがえりによってもの忘れがすすみ、再生可能な記憶量が少なくなったお年よりも、思考材料が不足しますから、子どもの思考と同じような思考になるわけです。さらにもの忘れがすすんで、再生可能な記憶が極端に少なくなれば、この後、「Ⅲ2⑵⑧パニックにおちいりやすくなります」で述べられる記憶障害型材料欠落思考になり、その判断は誤ったものにしかなりません。ここまでもの忘れがすすんだのが認知症です。認知障害はもの忘れがもたらした結果なので、端的に表現すれば、もの忘れのはじまりは認知症のはじまりでもある、このようになるのです。

年をとると、神経細胞から神経細胞に情報を伝達する際に必要な物質、アセチルコリンが少なくなるのが原因で、神経間の情報伝達速度が遅くなります。これは、イコール、思考の進行を遅くし、つれて、判断に到達するのを遅らせる現象でもあります。かりに、お年よりが、判断に到達するのが遅くなるのを嫌い、それ（判断への到達）を急げば、取りいれる材料をより少なくしなければならず、とすれば、その思考は材料不足で幅の狭くなったお年よりの思考の幅をさらに狭めます。

人間は感情ゆたかな動物です。感情には、喜怒哀楽はもちろん、ほかにも、憎悪、欲情、困惑、反発、反抗、恨みなど、たくさんの種類がありますが、これらは、常に、理性によって制御されています。そして、これら感情も理性も、他の機能と同じように、子どもがえりをするのですが、しかし、この二つは発達と衰えのあり様が対照的で、感情は、発達が早く衰えは遅い、理性は、逆に、発達は遅く衰えが早い、このような性質を持っています。つまり、子どもは理性に先がけて感情が発達し、一方、お年よりは感情に先がけて理性が衰えるのです。感情を制御しているのが理性ですから、この二つのはたらきのバランスは思考や言動に大きく影響し、感情にくらべて、理性の発達が遅れている子ども、そして、理性が早くに衰えてしまうお年より、両者は共に、思考が感情優位になりやすく、また、喜怒哀楽など、感情がストレートに表現されやすくもなるのです。

①思考の変更が難しくなります

思考は、一定の目的を持ってスタート、自分の持っている記憶のなかから必要なものを取りだし、それをその材料として使いながらすすみ、最終的に結論に到達することになりますが、年をとると、神経間の情報伝達速度が遅くなることで思考の進行も遅くなりますから、結論へ到達するにも時間がかかることになります。

思考の変更は新しい材料を組みこんでの再スタートになりますが、適応可能範囲が狭まって変化を嫌うお年よりは、新しい材料を取りいれることにも抵抗がありますし、また、神経間の情報伝達速度が遅くなり、思考の進行が遅くもなっていますから、思考のやりなおし自体をも嫌います。このように、思考に新しい材料を取りいれるのや思考のやりなおしを嫌う、これが、お年よりが思考の変更ができにくく頑固になる一因なのです。

年をとって、変化に対応できにくくなることで思考に新しい材料を取りいれるのを嫌うのも、思考の進行速度が遅くなることで思考のやりなおしに抵抗感がでてくるのも、共に、生理的な加齢現象ですから是正はできません。対応は、本人自身が、それを自覚し、意識的に思考をやりなおすようにする、これしかないのですが、それも難しく、まわりの人々はそのようなお年よりの特徴を理解して接するしかないのです。

②いったんはじめると、それを途中で変えることができにくくなります

お年よりは、いったんなにかをはじめると、予定どおりにすすめたく、それを途中で変えることができにくいことから、老いの一徹、あるいは、頑固、などとよくいわれます。

これは、「Ⅲ2⑵①思考の変更が難しくなります」、と同じなのですが、お年よりは、神経間の情報伝達速度が遅くなり、つれて思考の進行速度が遅くなること、それと、器官や臓器の機能低下によって、なにごとに対しても適応可能範囲が狭まり、変化に対応するのが難しくなっていること、これらに因があります。

思考の進行が遅くなれば結論がでるまでに時間がかかりますが、その結論を変えるには思考をやりなおさなければならず、さらに時間がかかりますから、いったん結論をだし、それにもとづいてはじめたことは、状況が変わっても、ただちには、その状況に対応してやりなおすのは難しくもありますし、加えて、お年よりが、自分の器官や臓器の機能が低下して適応可能範囲が狭まっているのを、潜在的にではあっても、自覚していれば、適応している現状からの離脱を嫌うのも当然なので、結果は、なんとかうまくいっているのだから今やっていることをそのままつづ

けたほうがいい、となるのは自然なのです。

現実、年をとって思考進行の速度が遅くなるのや身体機能の適応可能範囲が狭まるのは、生理的な加齢現象ですから是正は難しく、受けいれるよりほかありませんので、当人自身がそれを自覚してことにあたらなければならないのは当然、としても、まわりの人もそのようなお年よりの加齢による変化を理解して接する必要があるのです。

年をとっても、自分のやろうとしていることや、やっていることが正しい、この自信があるのはいいのですが、しかし、それが間違っていることもありますので、それなりの年齢になったら、素直にその正否を検討し、場合によれば、やりかけのことであっても、それを変更するなど、柔軟な対応が必要なのです。

③時代の変化にも対応できません

現在は、ＩＴ（information technology 情報技術）の進歩によって、世のあり様が急速に変化しています。たとえば、催し物をはじめ、交通機関や宿泊施設はインターネットやスマートフォンでの予約が主流になっていますし、電車の切符なども多くは自動販売機です。買いものでさえも、現金ではなく、カードでの決済が普通になっているのはもちろん、仮想通貨などというものさえあります。もちろん、これは時代の流れなのではありましょうが、しかし、もの忘れや神経間の情報伝達速度が遅くなることなどで、思考の幅が狭くなり、さらには、思考が硬直したり短絡的にもなりがちなお年よりはこの流れにのれないのです。

お年よりは持っている携帯電話も通話とメール機能くらいしかないものが多いですし、駅の切符売り場で戸惑っているお年よりに遭遇するのも珍しくありません。心身の適応能力が低下しているお年よりは、変化に対応できにくくなっていますから、なにごとも、「今までどおり」であってほしいのです。

④買い替えた機器がうまく使えません

もの忘れがあったり、思考の進行が遅くなっているお年よりは、思考に柔軟性がない、すなわち、思考の変更が難しいので、機器が変わってもなかなかそれについていけません。新しい方式になじみづらくなっているお年よりは、買い替えた機器がうまく使えず、結果、今までのものがいちばんいい、となるのです。

思考は、取りだせる記憶を材料として使用、進行していくのですが、必要な記憶がうまく取りだせないと、結論に到達するために、取りいれるべき材料を省略、それ（思考）が短絡的に進行することがあります。そのような思考を、記憶障害型材料欠落思考、と私は呼んでいるのですが（「Ⅲ2⑵⑧パニックにおちいりやすくなります」を参照してください）、途中を省略してのそのような思考での結論が正しいものになるはずはありません。

買い替えた機器の場合も、普通、手順どおりにことをすすめていけば使えるようになっているはずですが、思考にその進行が遅くなっていることで新たなことがらを取りいれるのが苦手になっているお年よりは、面倒が嫌なこともてつだって、手順を省略しがちになりますから、機器が正しく機能しない、こんな状況が生まれるのです。

まあ、説明書に書かれている手順どおりにすすめれば、ほとんどの機種は支障なく使えるようになっているのですから、落ちついてゆっくりことをすすめるしかないのです。

⑤買いものに間違いが多くなります

年をとると、売り場に類似の品物が並んでいるような買いものでは、買ったものにちょっとした間違いが多くなります。たとえば、野菜ジュースなど、買ってきた品物が、メーカーは意図したメーカーで間違わなかったのに品種が違ったとか、逆に、品種は間違わなかったのに意図したメーカーのものとは違うメーカーの品物であった、こんな出来事が多くなるのです。これは、年をとると、神経間の情報伝達速度が遅くなり、判断に到達するのが遅くなるのですが、それを嫌い、思考材料を省略、思考の幅を狭めて判断への到達を早めたことの結果なので、この場合も、メーカーに思考を集中すると品種が思考からはずれ、品種に思考を集中するとメーカーが思考からはずれる、こんな按配になるのです。買いものばかりではなく、なにをする場合も、気配りが、五カ所必要なのに、二カ所脱落して、三カ所にしかできない、このようになるのですが、これは、生理的な加齢現象ですから、本人自身では、自分がその状態になっていることに気づき注意をしていても、完全には是正できません。まあ、本人も周囲の人もそれを容認して対応するしかないのです。

⑥なにげない行為に間違いが多くなります

年をとると、日常のなにげない行為を、つい、間違ってしまうことが多くなります。たとえば、机の上に置いてあるペンを取ろうとしたはずなのに、横にあった消しゴムを手にしている、あるいは、タバコをくわえてライターを取ろうとしたのに、また、タバコに手をのばしている、などです。もちろん、これらはほとんどが無意識的な行為で、すぐに気づいて行為は訂正されるのですが、しかし、ときには、出来事の規模がもう少し大きくなることもあります。たとえば、ヤカンに水をいれれば火にかける、残りものをラップに包めば冷蔵庫にいれる、これが普通の行為なのですが、一瞬ではあっても、水をいれたヤカンを冷蔵庫にいれようとする、あるいは、冷蔵庫にいれなければならないラップに包んだ残りものを電子レンジにいれようとする、こんなことが起こり得るのです。

このような間違いは、意図が、一瞬、脳裏からはなれることで起きる現象ですが、それ自体は、年をとると頻度は増えるにしても、年齢に関係なく、だれにでもあります。もちろん、認知症が高度になった場合などにあるように、間違いに気づかなければたいへんなことになる可能性がなくはありませんが、普通は、すぐに間違いに気づきますから、行為は正しく訂正されて問題は生じません。

⑦地理的感覚が衰えます

年をとると、場所の空間的配置が脳裏に描きにくくなりますから、たとえば、たびたびいってよく知っている場所、その場所そのものは違和感なく脳裏に描けるのですが、そこへの道筋が脳裏に描けなかったり、ビルの出入り口なども、はいって、数分、ないし、数十分しか経っていないのに、そこへの通路が脳裏に描けなくなったりする、こんなことが多くなります。これは、かならずしも、自分の想い描いている場所そのものやビル内での自分のいるのがどんな場所であるのかがわからなくなるのではなく、子どもが迷子になるのと同じで、子どもがえりによって地理的感覚に瑕疵が生じ、自分のいる場所の空間的配置が脳裏に描きにくくなることに起因する現象なのです。

この状況を具体例で説明するのは難しいのですが、あるいは、ホテルや旅館に泊まったときなど、稀には自分の家でさえも、夜なか、トイレに起きて、部屋の出入り口がわからなくて戸惑っている状態、大げさに表現すれば、イメージとしてはそれと似ているのかもしれません。

ちなみに、認知症が重度になると、地理的感覚の瑕疵が大きくなり、場所の空間的配置がほとんど脳裏に描けなくなりますから、自分の家の自分の部屋から日ごろ使っているトイレへの道順さえもわからなくて戸惑うことがあります。

地理的感覚に瑕疵が生じて空間的配置が脳裏に描きにくくなる、これは、生理的な加齢現象ですから、努力することでの回避はできませんが、しかし、自分がそのような状態になっていることは認識できますので、年をとってそれを自覚したら、はじめての場所にいくときは、途中、目印になるようなものをいくつか設定しておく、あるいは、前にいったことのある場所は、そこへの道筋がなんとなくわかるような気がしても、出発前に地図で道順を確認しておく、こんな心づかいが必要なのです。

⑧パニックにおちいりやすくなります

思考の分類にもさまざまありますが、「正常思考」、「パニック思考」、「材料欠落思考」、このように分けるのもその一つ、と私は考えています。なぜなら、パニック思考と材料欠落思考は正常思考に対応する思考ですから異常思考になるのですが、もの忘れによって思考材料が少なくなり、かつ、神経間の情報伝達速度が遅くなるお年よりの思考は、感情を制御する理性のはたらきが早くに衰えることも加わって、パニック思考と材料欠落思考、このいずれの思考にもなりやすいので、このように分けると、お年より、とくに認知症老人の異常行動が理解しやすくなるからです。

たとえば、お年よりが、ブレーキとアクセルを踏み違えてお店などに突っこんだり、高速道路を逆走したりする事例をよく耳にしますが、ブレーキとアクセルを踏み違えるのは、急に人が車の前に現れるなど、なにか突発事態が発生したとき、思考の進行速度が遅くなっていて臨機応変に対応ができず、思考がパニック思考になり、しかも、思考経路を省略して判断への短絡路を形成、一挙にそれらしき結論を引きだして、突拍子もない行動、として表現されたものでしょうし、また、高速道路を逆走するのは、年をとって地理的感覚に瑕疵があることなどで（「Ⅲ2⑵⑦地理的感覚が衰えます」を参照してください）、分かれ道でどちらにいったらいいかの判断ができず、困惑の感情が脳裏を占拠、情動優先型材料欠落思考になっての結論が間違った行動として表現されたもの、と推測されるのです。もちろん、もの忘れを源とする認知症老人の思考が記憶障害型材料欠落思考になるのは当然です。

最初に私の考えているパニック思考と材料欠落思考について簡単に説明しておきます。

正常思考

思考は言語を使ってなされ、現状の把握からはじまって、その進行には、経験や学習によって培われた資質や感情がからみながら、記憶が材料として用いられます。したがって、認知症などで、現状が正しく把握できない、資質や感情に障害が生じる、あるいは、健忘によって言語をふくめた思考材料が充分に取りだせない、このような状態になれば、思考進行に齟齬が生じて正しい判断には到達できません。正常な思考であるためには、現状が正しく把握され、必要な思考材料が過不足なく取りいれられ、しかも、感情を制御する理性が充分に機能していなければならないのです。

ただし、正常思考の範囲内であっても、加齢は、思考の進行速度を確実に遅くしますし、利用可能な記憶や言語も減少させますから、思考の迅速性を失わせ、同時に、思考の幅を狭くもします。思考がそのように変わることが、自己中心的になるなど、お年よりの言動を大きく特徴づける原因になるのです。

ちなみに、私は正常思考を理性優位型思考と感情優位型思考に分けているのですが、それについては、「Ⅲ2⑷②感情優位型思考になりやすい傾向があります」を参照してください。

パニック思考

だれにも、パニックにおちいった、こんな経験はあると思います。パニック思考も、他の異常思考と同じように、思考が正常に進行しないのが原因で生まれるのですが、この思考には、「グルグル回りの異常回路形成」によるものと、「思考進行の中断」によるものの二種類が想定されます。

【異常回路形成型パニック思考】

異常回路形成型パニック思考は、思考進行の途中でグルグル回りの異常回路が形成され、思考がそのグルグル回りの異常回路をまわるだけで判断に向かってすすまなくなる型の思考です。この思考では、思考が前にすすまず、したがって、判断に到達しませんから、多くの場合、「なにがなんだかわからず、言動としての表現が不可能」、となります。

もっとも単純な異常回路形成型パニック思考では、複雑な回路をつくらず、「どうしたらいいかわからない、困った、どうしよう」、これだけの単純な回路が形成され、思考がその回路をグルグルまわるだけになります。しかし、思考が異常回路をまわっているだけであれば、判断に到達しないのですから、言動として表現されることはないのですが、ときに、思考経路を省略して判断への短絡路を形成、一挙に根拠なき結論を引きだし、それが言動として表現されることがあり、その場合は、正常な経路を経ての判断にもとづく言動ではありませんので、たとえば、アクセルとブレーキを踏み違えるなど、「突拍子もない言動」、あるいは、「支離滅裂な言動」、として表現されてしまいます。

この思考は、神経間の情報伝達速度が遅くなることや健忘によって思考材料が不足することなどで思考進行に支障が生じている状態にありながら、臨機応変が必要な言動を求められている場合などに現れやすいのですが、イメージ的には、車を運転していて事故を起こしたとき、「たいへんなことをしてしまった、困ったどうしよう」、という考えのみが繰りかえし脳裏をめぐって、なにもしないでぼーっとしている状態が該当するか、と思います。思考が正常に進行していれば、「怪我人がいれば救急車を手配」、そして、「警察の事故係に連絡」、このような判断になるはずです。

【思考中断型パニック思考】

思考中断型パニック思考も、異常回路形成型パニック思考と同じように、早急な判断が要求されている場面で、冷静さを欠き、思考が、進行せずに、停止ないし中断、したがって、判断に到達しない思考です。異常回路形成型パニック思考では異常回路ができるのですが、思考中断型パニック思考では思考の進行が停止するのです。イメージ的には、試験などを受けている際、かぎられた時間内での判断が求められているにもかかわらず、頭に血がのぼって思考がストップ、頭が真っ白になった状態、こんな場面を想像すれば該当します。

思考が中断したとき、そのまま中断した状態でとどまっていれば、判断に到達しませんから、状況は異常回路形成型パニック思考の場合と同じで、「言動としての表現が不可能」、となるのですが、しかし、ときには、異常回路形成型パニック思考でもあったように、思考経路を省略した判断らしきものが、「突拍子もない言動」、あるいは、「支離滅裂な言動」、として表現されることがあります。

材料欠落思考

材料欠落思考は、思考過程で取りいれられるべき思考材料が不足したり欠落したりするために、幅が狭く偏りがちになり、さらには、だされる判断に間違いが多くなる思考ですが、その成り立ちから、私は、取り急ぎ型、情動優先型、そして、記憶障害型の三種類を想定しています。

【取り急ぎ型材料欠落思考】

取り急ぎ型材料欠落思考は、思考時間を短縮するため、意図的に、取りいれる思考材料を少なくし、思考の幅を狭くした思考です。この型の思考は、思考速度の遅くなったお年よりが結論への到達を急ぐことで現れることが多いのですが、だれにも経験があるように、思考時間が制限されてゆっくり考える時間的なゆとりがない場合にも採用される思考ですので、かならずしもすべてが異常思考というわけではありません。

この思考は、取りいれる思考材料が少なくなるために、偏ったり間違ったりの判断になる確率が高いのですが、しかし、少ないなかにも必要不可欠な思考材料が厳選されて取りいれられていれば、当然、みちびきだされる判断は正しく妥当なものになります。たとえば、消防隊の救助活動などでの「迷っている暇はない、という緊急時の思考」や、プロ棋士の「秒読みにはいった碁将棋での思考」がそれに該当する思考になりますが、これらの場合は、日ごろ、必要不可欠な思考材料が取りいれられるようにトレーニングしていますから、もちろん、異常思考ではなく、ほとんど間違った判断にはなりません。

【情動優先型材料欠落思考】

どんな思考にも、思考には多かれ少なかれ感情移入があると思いますが、情動優先型材料欠落思考は、感情や欲望に理性による抑制がほとんどかからず、しかも、それら（感情や欲望）が、本来なら取りいれられるべき思考材料を排除し、排除された思考材料の穴埋めをするかのように、思考のなかに組みこまれたもので、したがって、みちびきだされる判断には正当性を欠くものが多くなります。たとえば、人は、極端に大きな喜びや悲しみを感じたとき、常識では考えられないような言動になることがありますが、それは、本来なら取りいれられるべき思考材料が排除され、かわって大きくふくらんだ感情がはいりこんだことで情動優先型材料欠落思考になったのが原因、と考えられます。

お年よりが訳もなく怒りだすことがあるように、感情に先がけて理性が衰え、しかも、もの忘れによって思考材料が欠落しがちなお年よりの思考は、情動優先型材料欠落思考になりやすいのです。

ちなみに、年齢には関係ありませんが、このところ多発している凶悪犯罪は、思考に、事件を犯した後の自分、そして相手にあたえる影響の大きさ、これらが材料として取りいれられていれば絶対に行為として具現化しないはずのもので、情動優先型材料欠落思考によるもの、と考えられます。要するに、このような犯罪は、相手が憎い、あるいは、相手の持っているお金が欲しい、その思いだけが大きくふくらんで、それが正当な思考材料を駆逐、感情中心の極端に幅の狭い思考になって、「殺すしかない、では殺してしまえ」、という判断に短絡的に到達して実行されたものなのです。

【記憶障害型材料欠落思考】

記憶障害型材料欠落思考は、思考を正しく進行させるに必要な記憶が表層領域から深層領域に移行して取りだせなくなったか、あるいは、それがもともとの記憶になかったために思考材料が欠落する思考ですから、もちろん、異常思考で、そのほとんどが、幅が狭く偏った思考、すなわち、判断が妥当性を欠くものになります。幼児などはもともとの記憶量が少ないことでこの型の思考しかできないのですが、幼児と同じように、お年よりも、健忘によって再生できる記憶の量が極端に少なくなれば、思考に必要な記憶が取りだせず、思考材料が不足しますから、結果として、この型の思考が多くなるのです。

この型での思考は、結論が妥当性を欠くものになりがちですから、場所や場面にそぐわない言動になる傾向が大きくなります。たとえば、下着姿で戸外にでているお年よりをみかけることが稀ではありませんが、これは、戸外は公共の場である、このことが、もともとの記憶になかったか、あるいは、表層領域から深層領域に移行してしまったかはともかく、思考に取りいれられなかった、記憶障害型材料欠落思考による行動です。この思考は、普通のお年よりにもなくはありませんが、認知症健忘期に特徴的に多く現れ、認知症患者の異常な言動の一部原因にもなります。例が適当かどうかわかりませんが、認知症のお年よりが、お祝いの場や悲しみの場にマッチしない服装で出席したり、その場にそぐわない発言をすることがありますが、これは、自分が、これからどんな場面に出席するかや、現在どんな場面にあるのかの記憶が消え、したがって、それらが思考に取りいれられなかったために生まれるもので、記憶障害型材料欠落思考に起因する言動、と考えられます。

パニック思考と材料欠落思考について簡単に説明してきました。お年よりの思考は、この二つの思考、いずれの思考にもなりやすいのですが、これも生理的な加齢現象ですから、年をとったら、それを容認し、思考に際しては、結論を急がず、ゆっくりとすすめられるよう、時間的な余裕を持つことが必要なのです。とくに、訪問販売などでの販売員は、相手に考える余裕をあたえないようにしゃべりますから、聞いているほうは、パニック思考や材料欠落思考におちいりかねないので、そこでの即断は避け、後刻、時間をかけて判断することが必須になります。記憶障害型材料欠落思考、これは仕方がありませんが、それ以外の材料欠落思考とパニック思考は時間的な余裕があれば避け得る思考です。年をとったら、急がず、ゆっくり考える習慣づくりが必要なのです。

⑨信仰心が高まります

私は、伊勢物語（在原業平らしき男性の一代記風の歌物語、作者不詳）にある、

つひにいく　道とはかねてききしかど　きのふけふとは　おもはざりしを

この歌をまねて、

だれもいく　道とはかねてききしかど　われもいくとは　おもはざりしを

こんな歌をつくってみましたが、若いころはこんな心境にあるのが普通ではないか、と考えています。若いころは、ついには（最終的には）だれもが死ぬ、これはわかっているのですが、極端にいえば、自分もそのなかにはいっている、このことが現実味をともなっていないのです。し

かし、年をとってくると、体調を崩すことも多くなり、死が現実味をおびてきますから、死への怖れが高まってきます。したがって、そのような状態になったお年よりの信仰心が高まるのは当然なのです。なぜなら、私は、宗教の主たる役割は、人々から死の恐怖や死後の不安を取り除くこと、と理解、したがって、宗教であるための必要条件を、「死後の世界を描き、そこへの道筋を示すこと」、このように定義づけしているのですが、かりに、これが正しければ、宗教を信じることで死の恐怖や死後の不安から抜けだすことができるからです。

ちなみに、日本人の九割方は、一応、仏教徒なのですが、そのなかでも浄土信仰がもっとも多くなっています。それは当然なので、浄土信仰では、阿弥陀さまに帰依（信じ、すがること）し、念仏さえ唱えていれば、死後、自動的に、仏の住む理想郷、浄土にいける、というのですから、死後の不安を取り除くにはこの上なく安易な方法なのです。もっとも、日本では、江戸時代以降、葬式仏教が現れて、生前に信仰していなくても、死ぬと、お坊さんがただちに仏教徒に仕立てあげてくれ、自動的に浄土に送りとどけてくれることになっていますから、より安易になったわけで、それを信じることができれば、死後の不安は消えてしまうことになります。なお、現在、日本の死者祭祀は、死者や喪主がそれを信じているかどうかにかかわりなく、ほとんどが葬式仏教方式でなされています。

いずれにしても、死が間近にせまったお年よりが神仏を頼りたくなるのは自然の成りゆきには違いありませんが、しかし、四国遍路をしたり、お寺めぐりをするのは、行楽的要素が大きく、それが信仰心が高まっての行動なのかどうかはわかりません。

⑩死後の世界に興味をいだくようになります

年をとって、死後の世界に興味をいだくようになる、これは、人生の残りが少なくなり、間もなく自分がいかなければならないところですから、信仰心が高まることと共に、当然か、と思われます。

私たち夢をみる動物は、目覚めていての現実の世界、眠っていての夢の世界、そして、死んでからの死後の世界、この三つの世界に住むことになっている、と私は考えています《目覚めと眠りの境界領域（目覚めと眠りの混ざり合った混合の世界）は省略》。これら三つの世界を次元を軸に分類すると、次のようになります。

目覚めていての現実の世界は、空間プラス時間の四次元の世界で、しかも、空間には広さが、時間には長短と前後が、それぞれ整然として存在します。すなわち、目覚めていての現実の世界は、次元の秩序が確立している四次元の世界です。かたや、眠っていての夢の世界は、夢主が空想や回想さえできれば、それらがすべて現実となって表現される世界ですから、そこには、空間は広さが、時間は長短や前後が、それぞれ無視されて表現されます。すなわち、眠っていての夢の世界は、空間も時間もある四次元の世界ではあるのですが、その秩序が崩壊しているのです。

目覚めていての現実の世界と眠っていての夢の世界、この二つは現世であり、そこには、秩序が確立しているか崩壊しているかはともかく、次元があるのですから、当然、私たち動物の持っている五感（視覚・聴覚・嗅覚・味覚・触覚）の対象になることがらも存在します。このように、現世、すなわち、目覚めていての現実の世界と眠っていての夢の世界には、共に、次元があり、五感の対象物がありますので、そこは「有の世界」になります。

一方、私は、それがなぜなのかの説明は、『「死後の世界」、来世に次元はあるのか（風詠社）』で述べてありますので省略しますが、私たちが死後に住む来世を次元のない世界、と想定していますので、そこには、時間も空間もありませんし、五感などはありようもなく、もちろん、それ（五感）の対象になることがらも存在しません。したがって、そこ（来世）は、私たちが想い描けるものがなにもない世界ですので、「無の世界」になります。

死後の世界が次元のない「無の世界」であるかどうかはともかく、次元を軸にした場合、私たちが想定し得る世界は、次元の秩序が確立している「有の世界」、すなわち、現実の世界と、次元の秩序が崩壊している「有の世界」、すなわち、夢の世界、それと、次元のない「無の世界」だけです。なぜなら、一次元の世界は線、二次元の世界は平面ないし線プラス時間、三次元の世界は空間ないし平面プラス時間、五次元以上の世界は空間プラス時間になんらかの次元が加わった世界、このようになりますが、これらの世界を私たち人間は想定できないからです。したがって、死後の世界は、永遠なる未知の世界で、どんな世界を想定してもあり得ない、とはいえないのですが、現実、世界の宗教宗派、どの宗派が提示している来世像も、「現実の世界」、「夢になぞらえた世界（夢の世界そのもの、というわけにはいきませんので、なぞらえた世界になります）」、「無の世界」、これら三つのうちのどれかでしかないのです。

ただし、実際には、ほとんどの宗教宗派が想定している来世像は、地獄や極楽など、次元はあってもその秩序が崩壊している夢の世界になぞらえて描かれたものです。なぜ、多くの宗教宗派の描く来世像が夢の世界になぞらえて描かれているのか、それは、夢になぞらえて描かれた世界では、次元はあってもその秩序が崩壊していて、想像さえできればすべてが現実として表現されるのですから、そこにはどんな世界でも自由奔放に描けて便利だからです。

たしかに、一部の宗教宗派、たとえば天理教などのように、死んでも現世の人間に生まれかわる、と説いている宗派もなくはありませんが、多くの宗教宗派の描く来世像が夢の世界をなぞらえたものであるのは、来世がふたたび現世の人間世界では不自然であり違和感がありますし、また、来世が次元のない「無の世界」では、そこにはなにも描けず、宗教であるための必要条件（私の設定しているものですが）、「宗教であるためには来世像を描き、そこへの道筋を示さなければならない」、これを充たせないからです。

いずれにしても、人々、その多くは、古の昔から、来世を、次元のない「無の世界」、とは描かず、現実の世界ないし夢になぞらえた世界、すなわち、「有の世界」、と描いてきたのですが、それは「自の認識（自は自分自身ですから、自の認識は、自分を他と区別して認識することです）」の不思議さに因があるのです。

人は、他と完全に区別して自を意識したとき、ほかのだれでもない自分、すなわち、「自の認識」を実感することになります。そこで実感した「自の認識」は、地球人口七十億人のなかで、そして、人類（ホモサピエンス）は約四百万年前にアフリカで誕生した、とされていますから、人類が誕生してから四百万年のなかで、今の瞬間、唯一、自分だけが感じとっている認識です。そんな不思議といえば不思議な「自の認識」ですので、それが自分の死によって消えてなくなることに、思考が、理性優位型であるうちはともかく（「Ⅲ2⑷②感情優位型思考になりやすい傾向があります」を参照してください）、「自の認識」がもたらす不思議さ、これが理性を封じこめて、感情優位型になると納得ができませんから、自分が、今、実感している「自の認識」は、遠い過去から現在まで連綿とありつづけたもので、さらに、これからも消えずにありつづけるに違いない、人々の心のなかにこのような想いがわきでてきたのは自然なのです。このように、人々の心に自然にわきでてきた、自分が、今、持っている「自の認識」は永遠にありつづけるに違いない、という想い、この想いによって、人々の描く来世像は、「自の認識」が消えてしまう「無の世界」ではなく、「自の認識」がありつづけ得る「有の世界」になった、というわけです。

人々が、年をとり、残りの人生が少なくなって、間もなくいかなければならない死後の世界に興味をいだくのは当然です。私は死後の世界を「無の世界」、と描いているのですが、この世界は、だれがどのように描いても、間違っている、ともいえないし、正しい、ともいえない、人間の永遠に知り得ない世界ですから、だれもが自由に描いていいので、自身、安心をもたらしてくれる世界を描き、それを信じることができれば、それが正解になるのです。

ちなみに、私は、人々が想定している「魂」、その源は「自の認識」で、それが、生きている身体内にあればそのまま「自の認識」、として存在し、なんらかの因で身体から離脱したとき、「魂」に変身する、と理解しています。したがって、「自の認識」がない無機物にはもちろん、生物であっても、「自の認識」がなければ、「魂」などありようがない、となるのです。しかし、もともと「魂」はあり得ない架空の存在ですから、どのように想定しても、それはそれでいいとは思います。

⑪引き時を誤りやすくなります

ときに、会社の社長やなにかの会の会長が、年をとって能力的に無理になったのに引退してくれなくて困っている、こんな話を聞くことがあります。

加齢は、それにいくらかの遅速はあっても、人を選ばずに神経間の情報伝達速度を遅くしますから、年をとれば、思考の進行速度が遅くなり、判断に到達するまでに時間がかかるようになりますし、また、人を選ばずにもの忘れをはげしくしますから、思考の材料が少なくなり、思考の幅を狭くもします。これらの現象は、とっさの場合にどう対処していいかわからない、思考が自己中心的になる、などとなって表現されますが、ときには、思考の進行速度が遅くなることで、パニック思考におちいり、判断にいきつけなくなることさえもあるのです。

したがって、判断ミスが他人に迷惑をかける可能性のある立場の人、とくに臨機応変が必要で、しかもその判断ミスが、即、危険につながるような分野にある人は、迷惑や危険が現実になる前に身を引くことが大切なのです。しかし、年をとると、思考の幅が狭くなって自分自身を正しく評価できにくくなることもあり、知力や体力が衰えたにもかかわらず、それを認識できず、引き時が、まだまだ、になりがちになります。したがって、自らが自らの状態を正しく把握できる間に引き時を決める必要があるので、安全率を考えると、引き時は早めでないと時機を逸する可能性があるのです。困るのは、知力や体力が衰えてその任に堪えなくなっていても、そのような人は、たいてい、職場で、あるいは、グループ内で支配的な地位にあり、それを指摘できる人がいないことです。

そこで有用なのが定年制です。人それぞれで老化速度に違いがあるところに問題はありますが、それを無視して決められているのが定年制で、これがリスクを避けるという点では優れた制度であることはたしかなのです。なぜなら、人それぞれの老化程度を個別に区分することは神さまでなければできないであろうからです。

人は、だれでも、自分の能力が低下したことを認めたくないものですし、現在の地位に未練もありましょうから、引き時が難しいのは間違いなく、「終わりよければすべてよし」にはなかなかならないのが現実です。しかし、すべてのことがらは、「始めがあれば終わりがある」のですから、人生のように自分の意志で幕引きができないものはともかく、仕事など、自らでそれができることがらの幕引きは、その時期をできるだけ誤らないようにしたいもの、と私は自戒をこめて考えています。

散りぬべき　時知りてこそ世の中の　花も花なれ人も人なれ

これは、自殺がタブーとされているキリスト教徒でありながら、故あって自ら死を選ばなければならなかった、細川忠興《ただおき》の奥方、ガラシャ（明智光秀の娘）の辞世の句です。

⑫自分の経験のみで判断しがちになります

お年よりは、もの忘れによって思考の幅が狭くなっていることや、思考の進行が遅くなることで新しいことがらを取りいれて思考を組み立て直すのが難しいこともあって、なにかについて判断しなければならないとき、意識的に、ではないにしても、過去に成功した経験をそのまま踏襲しがちになります。たとえば、極端なたとえですが、前回、カラスのとまっていた家の角をまがって正解だったから、今回もカラスのとまっている家の角をまがれば正解に違いない、こんな按配になるのです。もちろん、カラスは前回とは別の場所にとまっているかもしれませんし、かりに同じ場所にとまっていたとしても判断すべきことがらの状況が前回とは変わっているでしょうから、過去の経験をそのまま踏襲して得た答が間違ったものになる可能性が大きいのは当然です。

経験だけをよりどころに判断しようとしても、以前経験したときとことがらの内容や状況が同じとはかぎらないのですから、なにかを決めるとき、過去の経験を参考にすることは、もちろん、あっていいのですが、それにこだわらずに考えなおすことも必要なのです。

(3) 記憶障害

記憶は、記憶されてからの時間と、記憶されることがらによって、いくつかに分けられていますそれぞれで、忘れやすさに、いくらか、あるいは、大きな違いがありますので、それらについての私の理解を簡単に説明しておきます。

記憶されてからの時間による分類

記憶されてからの時間による分類には、進行形の記憶・展望記憶・即時記憶・短期記憶・長期記憶、この五つがあります。

【進行形の記憶】

進行形の記憶はなにかをつづけてしているときの記憶です。なにか仕事をはじめたとき、それが終わるまで、かりに同時に別の仕事をはじめても、その仕事のことを頭からはなさずにとどめておくことがあります。私は、このように、連続している記憶を進行形の記憶、と呼んでいます。

進行形の記憶は連続しているもので、後日の予定の記憶など、その記憶が活用されるまでの間に意識外に置かれる時間帯のある記憶は展望記憶になります。たとえば、煮物をはじめたとき、煮あがるまで、途中、並行してお掃除をはじめても、焦がさないために、常に煮物のことを念頭に置いておく、これが進行形の記憶です。

進行形の記憶は、それが、進行形の記憶でありつづけるかぎりは非常に消えにくいのですが、展望記憶に変身すると、それは、たとえば、煮物を焦がす、お風呂を沸騰させるなど、たまにであればだれもが経験しているように、消えやすい種類の記憶になります。しかも、進行形の記憶は途中で別の仕事をはじめると展望記憶に変身しやすいのです。

進行形の記憶は、持続時間が短く、数分間から、せいぜい数時間くらいまでになります。

【展望記憶】

今後の予定など、未来に視点に置いた記憶で、「後で・・をしよう」、このように考えて脳裏にとどめておくのが展望記憶です。たとえば、明日の何時に人に会う約束になっている・後で別の部屋にものを取りにいこう、こんなことがらを脳裏にとどめておく記憶です。ただし、別の部屋にものを取りにいく場合など、ものを取りにいこう、と考えてから目的の部屋に到着するまで、その記憶が、意識外に置かれる時間帯がなく、連続していれば進行形の記憶になります。展望記憶であるためには、記憶してから実際にその記憶が活用されるまでの間に、いっときはその記憶が意識外に置かれなければならないのです。

この記憶は比較的消えやすいのですが、それは、「後で・・をしよう、と思っていたのに忘れてしまった」、こんな経験がだれにでもあるはずですから納得できると思います。
なお、展望記憶も、想定されている持続時間は短く、数分間から数時間、どんなに長くても数日以内くらいでしかありません。

【即時記憶】

即時記憶は、過去と未来の接点にある記憶で、数秒から数分、長くても六十分以内の記憶です。この記憶機能が完全に失われると、過去と未来がつながらなくなりますので、「今の瞬間のみを生きる」、こんな感覚になります。もちろん、持続時間の短い記憶ですから、記憶障害が高度にならないかぎり、この記憶が消えることはほとんどありません。

【短期記憶】

短期記憶は、数時間から一年くらいまでの記憶で、記憶されたことがらの種類によっては早くに消えてしまいます。「記憶されたことがらによる分類」のところで述べられますが、非陳述記憶（手続き記憶）は消えにくいのですが、陳述記憶のなかの意味記憶は非常に消えやすいのです。

【長期記憶】

長期記憶は年単位の記憶ですが、この記憶は、さらに、十年くらいまでの近時記憶と、十年以上の遠隔記憶に分けられることもあります。近時記憶も遠隔記憶も、短期記憶と同じように、記憶されたことがらの種類によって、消えやすさに違いがあります。

記憶されたことがらによる分類

短期記憶と長期記憶は、記憶されたことがらの違いによって、記憶したことがらを、言葉で表現できやすい陳述記憶と、言葉では表現ができにくい非陳述記憶に分けられ、陳述記憶は、さらに、エピソード記憶と意味記憶の二つに分けられます。

- 短期記憶
  長期記憶
  - 陳述記憶
    - エピソード記憶（過去に体験した出来事の記憶で、「・・を覚えている」、という言葉で表現されます）
    - 意味記憶（本を読んだり、講演を聞いたりして獲得した知識で、「・・を知っている」、という言葉で表現されます）
  - 非陳述記憶＝手続き記憶（職業などをとおして体で覚えた記憶）

【エピソード記憶】

エピソード記憶は、過去に体験した出来事の記憶、すなわち、体験的記憶です。もちろん、私たちの毎日はエピソード的行為の連続ですぎているようなもので、その記憶のほとんどはただちに消えてしまうのですが、ここでのエピソード記憶は、そのようなささいな出来事は除外し、人生においての比較的大きな出来事、たとえば、旅行にいったときの楽しかった記憶、あるいは、入学試験や入社試験に失敗したときの苦い記憶、このような、楽しい出来事や悲しい出来事、そして、ショッキングな出来事のみを対象にしています。これらの記憶は、旅行にいったときのことを覚えている、あるいは、入学試験に失敗したときのことを覚えている、このように、「・・を覚えている」、という言葉で表現されます。この記憶は、ことがらによって分類された記憶のなかでは、非陳述記憶（手続き記憶）に次いで消えにくい記憶です。

【意味記憶】

意味記憶は、本を読んで勉強したり、講演を聞いたりして獲得した記憶、すなわち、知識的記憶で、だれもが経験しているように、記憶されたことがらによっては、早々に消えてしまいます。この記憶は、「・・を知っている」、という言葉で表現されます。

【非陳述記憶＝手続き記憶】

非陳述記憶は、普通、「手続き記憶」、と呼ばれています。この記憶は、仕事や日常生活のなかで身についた、技能とか習慣とかといわれる種類の、いわば、体で覚える記憶で、言葉での表現が難しく、昔、徒弟制度のあった時代、「技術は盗むもの」、といわれたのは、技能とか習慣、これらが言葉での説明ができにくかったから、と思われます。この手続き記憶は、一度覚えたら、非常に消えにくい記憶です。

なお、記憶されたことがらによる分類は、普通、長期記憶にかぎって適用されてきましたが、しかし、進行形の記憶や展望記憶、そして、即時記憶を除けば、短期記憶にも陳述記憶や非陳述記憶（手続き記憶）がありますので、私は、記憶されたことがらによる分類を長期記憶から短期記憶にまで敷衍《ふえん》して適用しています。長期記憶に陳述記憶や非陳述記憶が存在するのは当然として、持続期間が一年以内の短期記憶にも、陳述記憶があるのはもちろん、たとえば、一年あれば充分に自転車にも乗れるようになり、また、車の運転もできるようになりますが、これらは非陳述記憶に属しますから、非陳述記憶が存在するのも間違いないのです。

記憶は以上のように分類されているのですが、人の心《こころ》は、資質や記憶、知性、理性、感情など、これらのすべてが結集してつくられていて、それらは表層領域か深層領域かのどちらかに分かれて存在しています（「Ⅲ２⑶⑤忘れたり思いだしたりすることがらが多くなります」を参照してください）。自分の意志で、思いだしたり、意識したりができることがらは表層領域にあり、自分の意志では、思いだしたり、意識したりができなくなったことがらは表層領域から深層領域に移行してしまったのです。もちろん、表層領域ないし深層領域にあることがら、その大部分はどちらかにほぼ固定してあるのですが、しかし、一部は表層領域と深層領域との間を往復移動します。もの忘れがはじまるようになると、往復移動することがらが多くなるのです。

普通、人が自分の心的分野での老いを自覚するきっかけは「もの忘れ」で、その年齢は、おおよそ、六十才前後です。「もの忘れ」の自覚は、思いだそうとしたときに思いだせず、なにかのひょうしに思いだす、このような出来事が日常茶飯になったのを実感したときにはじまります。これは、この時期、多くの記憶されたことがらが、常時、表層領域と深層領域を往復しているから起きる出来事で、お年よりの「もの忘れ」、そのはじまりに特徴的な現象でもあります。

「もの忘れ」がはじまった当初に表層領域と深層領域の間を常時往復することがらは、そのほとんどが、地名や人名など、固有名詞ですから、テレビにでてくる歌手や俳優の顔はよくわかるのに名前が思いだせない、知っているはずの花の名前や地名が思いだせない、こんな按配になります。しかし、通常、この程度のもの忘れでは、いくらか会話に不自由を感じることはあっても、日常生活にさしたる支障はありません。そこから少し「もの忘れ」がすすむと、忘れる範囲が固有名詞から普通名詞にまでひろがりますが、ときには、思いだせないばかりではなく、だれかにその名称を教えてもらっても、教えてもらった名称とその名称に該当することがらとが感覚的にしっくり符合しないなど、その間に、なんとなくの違和感を覚えるようになったりもします。この違和感は、たとえば、忘れた漢字を辞書でみたとき、その漢字と自分の記憶にある漢字のあり様とがなんとなくしっくり合致しない、こんな経験のある人は少なくないと思いますが、それと同じように、名称とその名称に該当することがらとの関係が疎々《うとうと》しく感じられる状態です。

なお、「忘れる」現象を、「記憶が消える」、普通、このように表現しますし、私もそのように表現していますが、しかし、今も述べたように、実際は、忘れても、記憶は消えてなくなるのではなく、それまで表層領域にあった記憶が深層領域に移行して取りだせなくなっただけですから、忘れた記憶も消えずに深層領域には残っています。

ちなみに、お年よりの「もの忘れ」を「軽症認知障害」、と呼ぶ人もいるようですが、それはともかく、加齢による「もの忘れ」と認知症の「もの忘れ」は、加齢現象、という同じ線上にあるものですから、程度が違うだけで、それら二つの間に、境界がないのはもちろん、同じ「もの忘れ」で質的な違いもない、と私は考えています。そして、かりに、認知症の源である「もの忘れ」と加齢による「もの忘れ」に質的な違いがない、これが正しければ、「もの忘れ」のはじまりは「認知症」のはじまり、このようにも理解できるのです。

①忘れものが多くなります

ちょっとした忘れものは、そのほとんどが展望記憶の障害に起因します。展望記憶は、今後の予定など、未来に視点を置いた記憶ですが、それが展望記憶であるためには、記憶してから実際に活用されるまでの間に、いっときはその記憶が意識外に置かれなければなりません。

たとえば、傘を忘れる、乗り物に荷物を忘れるなどですが、これは、傘や荷物を置いた後、それを考えつづけていることは、まずなく、傘や荷物が意識外に置かれた時間帯があるはずですから、展望記憶の障害によるものです。傘を忘れるのは、傘を置いて用事を足している間に傘が脳裏から消え、その間に雨があがってしまうと、消えた傘のことが脳裏に復帰しないからですし、乗り物に荷物を忘れるのは、降りた後どうしようか、などを考えている間に置いた荷物が脳裏から消え、降りるときにそれが脳裏に復帰しないからです。どちらも、それを置いたときに記憶機能を強くはたらかせなかったことが因ではあるのですが、とはいっても、展望記憶は加齢によって早くから障害される種類の記憶ですから、年をとって忘れものが多くなるのは、ある程度、仕方がないのかもしれません。

忘れものは、忘れよう、と思ってしているのではありませんから、解決策をみいだすのは難しいのですが、傘くらいは仕方がないとしても、大切なものは、身につけておく、あるいは、手放さないようにする、こんな対処法しかなさそうです。

②探しものが多くなります

年をとると、財布や車の鍵など、日常的に使うもの、あるいは、通帳や権利書など、通常は使わないが大切なもの、これらを置いた場所を忘れて探しまわることが多くなります。

日常的に使うものを置いた場所を忘れるのは、即時記憶（一時間以内の記憶で、普通は、数秒から数分くらいの記憶）ないし短期記憶（一年以内の記憶で、普通は、数時間から数カ月くらいの記憶）の障害によるものですし、通常は使わないが大切なものの置き場所を忘れるのは、短期記憶ないし長期記憶（年単位の記憶）の障害に起因します。即時記憶はともかく、短期記憶や十年くらいまでの長期記憶は、記憶されることがらの種類にもよりますが、加齢によって損なわれやすい記憶ですから、日常的に使うものをふくめて、通常は使わないが大切なもの、これらの探しものが年をとって多くなるのは間違いありません。

たしかに、短期記憶や長期記憶が加齢によって損なわれやすくなるのは生理的な現象ですから仕方がないのですが、とはいっても、このような探しものが常時では困りますから、たとえば、貴重品の置き場所は特定の一カ所に決めておく、などの対策が必要ですし、実際、多くのお年よりは自主的にそのように対応しています。ただし、このような対応は、貴重品が一カ所にまとまっていて、対泥棒的には不用心になりかねませんから注意が必要です。

ちなみに、当面必要がない品物を、いつか必要なときがくるかもしれない、と考えて捨てないでとっておくことがよくあります。しかし、とってあるのは覚えていても、いざ必要、というときに、それがどこにあるかわからない、あるいは、とっておいたことさえも忘れてしまう、これではとっておいても仕方がないのですが、こんな出来事が多くなるのもお年よりの特徴です。

③外出すると、毎回、戸締まりや火の始末のことが心配になります

お出かけの際の戸締まりや火の始末は、なにげない日常行為で、ほとんど無意識的になされますから、普通、これらの行為に際して記憶機能はほとんどはたらいていません。ですから、振りかえって思いだそうとしても思いだせず、不安になることはだれにでもあります。しかし、ささいな行為とはいえ、行為全体が記憶から消える現象ですから、もの忘れが目だつようになったお年よりにそのような不安の頻度が増えるのは間違いありません。ただし、お年よりの多くは、そ

のような不安をいくたびか経験すると、それを学習材料として、意識的に確認してから出かけることで問題を解決しています。したがって、確認行為に思いがいたらない場合は学習能力に、また、指さし確認をするなど、記憶機能をはたらかせて確認してもなお不安が消えなければ短期記憶（一年以内の記憶で、普通は、数時間から数カ月くらいの記憶）に、それぞれ問題が生じていることになります。

なお、火の元や戸締まりの確認行為の回数が異常に多く、何回確認しても不安が消えずに外出できないようであれば、それは強迫神経症的（自分自身、それを考えることが不合理で無意味であることがわかっているのですが、なお、それが絶えず脳裏にうかんできて脳裏からはなれない、このような思考を強迫思考、といい、その状態が、正常範囲を逸脱、病的範疇にはいったものを強迫神経症、といいます）な性格に起因するものですから、記憶障害、というよりは気性的なものので、もの忘れとは関係がない可能性があります。

外出すると戸締まりや火の始末のことが心配になる、これを完全に解決するのは難しいのですが、とりあえずは指さし確認などで対処するしかありません。

④同じ話を何回も繰りかえします

記憶されてからの時間によって分類された記憶には、進行形の記憶と展望記憶を除くと、記憶されてから数秒から数分くらいの即時記憶（六十分以内）、記憶されてから数時間から数カ月くらいまでの短期記憶、そして、年単位の長期記憶があります。

即時記憶は消えにくい記憶なのですが、それが消えれば、数分おきに同じ話が繰りかえされることになりますし、数時間単位の短期記憶が消えれば、話してから数時間後にまた同じ話をすることになります。短期記憶は記憶されたことがらの内容によっては消えやすい記憶で、この記憶が消えることは年をとればだれにでもありますからともかく、即時記憶は消えにくい記憶ですから、それが消えて数分おきに同じ話が繰りかえされるようであれば、そのお年よりのもの忘れは相当にすすんでいることになります。

同じ話をするお年よりは、自分では前に話したことを忘れていますので、常にはじめて話をしているように認識しているのですから、話しているお年よりに、今聞いたばかりだ、などといっても、いわれたお年よりは、怪訝に感じ、不快にもなります。

だれも、お年よりを怪訝に感じさせたり不快にしよう、とは思っていないはずですし、同じ話を繰りかえしているお年よりは前に話したことを忘れたくて忘れるのではありませんから、聞いているほうは、毎回はじめて聞くような顔をしていればいいので、それがいちばん親切な対応なのです。

⑤忘れたり思いだしたりすることがらが多くなります

この項の冒頭でも述べてあるように、人の心《こころ》は、資質や記憶、知性、理性、感情など、これらのすべてが結集してつくられていますが、それらは表層領域か深層領域かのどちらかに分かれて存在しています。自分の意志で、思いだしたり、意識したりができることがらは表層領域にあり、自分の意志では、思いだしたり、意識したりができなくなったことがらは深層領域にあるのです。箪笥にたとえれば、表層領域は開け閉め自由な引き出し、深層領域は開かずの引き出し、このようなものです。そして、それらの大部分は、表層領域ないし深層領域に、ほぼ固定してあるのですが、一部は、なにかをきっかけにして、ときには、とくべつなきっかけがなくても、表層領域から深層領域に、あるいは、深層領域から表層領域に移行します。たとえば、それまで思いだせていたことがらが思いだせなくなれば、そのことがらは表層領域から深層領域に移行したのですし、それまで思いだせなかったことがらがなにかのひょうしに思いだせるようになれば、そのことがらは深層領域から表層領域に移行したのです。

表層領域にほぼ固定してあることがらは表層領域の奥深いところにあるのですが、いつ深層領域に移行するかわからないようなことがら、すなわち、いつ忘れてしまうかわからないようなことがらは、表層領域の出入り口付近にあって、いつでも深層領域に移行できる態勢になっています。深層領域の奥底にはいってしまったことがらは、姿形などは消えてしまい、いわば、どろどろに溶けた状態になっていますから、資質形成などに関与はしていますが、それを元の形で取りだすことはできません。一方、いつ表層領域に移行するかわからないようなことがら、すなわち、いつ思いだせることがらに変身するかわからないことがらは、深層領域の出入り口付近にあって、いつでも表層領域に移行できる態勢にあります。ですから、忘れる現象を、記憶が消える、といいますが、実際は、忘れても、記憶は消えてなくなるのではなく、表層領域にあった記憶が深層領域に移行して取りだせなくなるだけなのです。

年をとってもの忘れがはじまるようになると、いずれ深層領域に固定する前段階なのでしょうが、忘れたり思いだしたりが繰りかえされることがらが多くなります。先ほどは思いだせたのに、今は思いだせないとか、先ほどは思いだせなかったのに、今は思いだせる、こんなことがらが極端に多くなるのです。

年をとって忘れたり思いだしたりすることがらが多くなる、これも生理的な加齢現象の一つですから容認するより仕方がないので、それを気にするといらだちの原因になりますから、忘れてもそのうちに思いだすからいいや、くらいに考えて、気にしないのがいちばん、と思われます。

⑥お風呂を沸騰させたり鍋を焦がしてしまうことが多くなります

たとえば、お風呂を沸かしたり焼き物や煮物をする場合、それに専念していれば進行形の記憶で、その記憶が途中で消えることはほとんどないのですが、お風呂に火をつけたり焼き物や煮物をしながら掃除をするなど、それをしながらほかのことをすると、連続していた進行形の記憶が、いっとき、脳裏からはなれて展望記憶に変身することがあります。展望記憶は加齢によってもっとも消えやすい記憶の一つですから、年をとってから二つ以上の仕事を同時にすると、火をつけたのを忘れてお風呂を沸騰させたり、焼き物や煮物をしているのを忘れて鍋を焦がしてしまう、こんなことが多くなるのです。

年をとって展望記憶に問題が生じるのは加齢による生理現象ですから避けようがありませんので、家事仕事など、いくつものことを並行しておこなうと、そのなかのどれかを忘れたりしますから、とくに火をあつかう仕事は、一つ一つに専念するなどで対応しなければなりません。まあ、近年は、お風呂は自動停止装置のついたものが主流ですし、お料理はＩＨ調理器（induction heating 電磁調理器）がありますから、それらを使えば家事仕事での火の問題はほとんど解消されます。

⑦記銘力が衰えます

本を読んでも、また、講演を聞いていても、そのときは納得しているのに、すぐに内容を忘れてしまう、このような、記銘力の衰え、すなわち、もの覚えがわるくなる、これも老いを自覚する最初の症状の一つかもしれません。ただし、私自身、振りかえってみると、記銘力がもっともよかったのは高校生から大学生くらいまでで、その後は間違いなく低下の一途をたどっていたはずにもかかわらず、それを自覚するようになったのは、四十才前後か、と思いますから、たぶん、もの覚えがわるくなったのを自覚する前に老いははじまっているのです。このように、記銘力は早くから衰えるのですが、この項の最初にも述べたように、多くの記憶されたことがらが表層領域と深層領域とを往復することで心的分野での老いを実感するのが六十才前後ですから、もの忘れによって心的分野での衰えを実感するのと記銘力の衰えとには年齢的に差があることになります。この差は、心的分野ではあっても、六十才前後で老いを実感する、これが遅すぎるので、実際の老いはもっと早くにはじまっていることに由来するもの、と思われます。

二十才代前半で記銘力の低下がスタートし、それが年齢をかさねるにしたがってはげしくなっていく、とすれば、皮膚の老化が二十五才くらいではじまることもあるのですから、ちょっと早いにしても、その現実が心的分野においての老化現象のはじまりであることを認めて、それに適応して生きていくより仕方がないのかもしれません。

⑧機器の操作法を忘れてしまいます

年をとると、長年使い慣れていた機器でも、しばらくそれからはなれていると、その機器の操作法が脳裏から消えてしまいがちになります。たとえば、パソコンなど、使っていた当時は技能としてほとんど無意識的に操作していたのでしょうから、手続き記憶的な要素もあり、どちらかというと忘れにくいはずなのに、それでも数カ月使わないと、その操作手順が脳裏に描けなくなるのです。もちろん、年をとらなくても、機器からはなれていた期間が長ければ忘れることもあるのでしょうが、それが数カ月くらいでは、やはり、加齢によるもの忘れ、といわざるを得ません。まあ、年をとることで損なわれやすい短期記憶の障害に起因する現象で、このような現実に直面するといささか寂しくは感じるのですが、機器を目の前にして操作をはじめれば、たいてい、記憶を取りもどして使えるようになりますから、気にしないのが得策、と考えます。

⑨想い出が生き甲斐になることもあります

考えようによっては、人生は想い出づくりの旅、とも考えられます。人生の残りが少なくなり、体力や知力が衰えて、もはや、新しい想い出づくりができなくなったとき、これまでにつくってきた想い出にひたり、それを、生き甲斐、とするのは自然です。

若いころに持っていた、子どもを育てる生き甲斐、あるいは、仕事での生き甲斐、これらは、子どもが立派に成長すれば、仕事をまっとうしリタイヤすれば、共になし終えて消えてしまいます。しかし、想い出という生き甲斐は、忘れないかぎり、いつでも自分と共にあり、消えることがありません。想い出は、寝たきりになっても、想いだすことさえできれば消えることのない生き甲斐なのです。もちろん、生き甲斐となっている想い出、これは過去の出来事で、それにひたっている生き方が前向きとはいえませんから、できれば、同時に新しい生き甲斐をみつける努力も必要、とは思いますが、しかし、せっかくこれまでつくってきた想い出、という生き甲斐、これも大切にすべき、と私は考えます。そして、大切にしたい想い出、その想い出は、ほとんどが数年から数十年前に経験したことがらの記憶、それも、エピソード記憶だから消えにくいのですが、それでももの忘れがすすむと消えてしまいますので、記憶に残っている想い出は大切にしなければならないのです。

⑩「夢か現か」のことがらが多くなります

自我（心）には、そのはたらきのなかに、内的認識機能があります（ちなみに、外的認識機能は自己と他を区別して認識するはたらきです）。内的認識機能は、自分自身のなかで、「意識の世界」と「無意識の世界」を区別して認識するはたらきで、意識の世界は目覚めていての現実の世界、無意識の世界は眠っていての夢の世界ですから、簡単にいえば、現実と夢、この二つを混同せずに、それぞれを正しく区別して認識し記憶するはたらきです。もちろん、内的認識機能のなかには、目覚めているときに目覚めている、という現実を正しく認識すること、脳裏に描かれた過去の思考、それが覚醒時思考であったのか睡眠時思考（夢）であったのかを明確に区別して認識すること、さらには、過去の出来事が夢であったのか現実であったのかを区別して思い起こすこと、こんなはたらきもふくまれています。

内的認識機能も加齢と共に衰えますから、年をとると、夢と現実との区別が曖昧化し、たとえば、「先日、こんな出来事があったようだけれど、それが、夢でのことなのか、現実にあったことなのかがはっきりしない」、こんな感覚になる頻度が多くなります。とくに、夜間思考（中途覚醒時の覚醒度の低い状態での思考、これを私は、夜間思考、と呼んでいます）は、後日、思い起こしたとき、「夢か現《うつつ》か」、こんな感覚になりやすいことでは最右翼の思考です。

夢と現実との区別が曖昧化すると、たしかに、自分自身でも、過去にあったこと、として脳裏に描かれる出来事が、それは「夢か現、どちら？」、という感じになることが多くなります。しかし、年をとって内的認識機能が衰えるのは生理的な現象ですし、通常、だれにも迷惑をかけませんから、気にする必要はない、と思います。ただ、夢を現実と誤認し、それを他に話すと、奇異に感じられることはあります。

なお、目覚めていながら脳裏に覚醒時思考と睡眠時思考が同時に描かれ、そのどちらをも、現実、と誤認する妄想やせん妄は、内的認識機能のはたらきが停止している状態、と考えられます（「Ⅲ2⑻妄想とせん妄」を参照してください）。

⑪月日の経つのが早く感じられます

「光陰矢のごとし」、これは、月日の経つのが早く感じられる、ということで、二十才くらいからそのように感じはじめるようですが、年齢をかさねるにつれて、それが増幅され、身にしみてそれを実感するのは四十才をすぎるころか、と思われます。

月日の経つのが早く感じられる、これは、過ぎ去った月日が短く感じられる、ということでもありますが、なぜ、年をとると、過ぎ去った月日が短く感じられるのか、それにはたくさんの説があり、かならずしも定説はないようです。

年をとると過ぎ去った月日が短く感じられる、それについて、私は、もちろん推測でしかありませんが、若者とお年よりでは、瞬時に、あるいは、短時間に回顧できる年月の長さに違いのあること、これがもっとも大きな要因ではないか、と考えています。

たとえば、会社勤め時代を想いだすにしても、瞬時に回顧できる年数が、お年よりは会社勤め時代の数十年間で、若者は勤めはじめてからの数年間ですし、また、生まれてから現在までの自身を回顧するにしても、お年よりはこれまでの自分の長い人生を瞬時に想いだせますが、若者が瞬時に想いだせるのは年齢に応じたそれなりの期間でしかありません。とすれば、会社勤めの数十年間やこれまでの長い人生を瞬時に回顧できるお年よりが、瞬時に回顧できる期間が会社勤めの数年間や生まれてからまだまだ短い期間でしかない若者よりも、過去が短く感じられて不思議はないのです。

このように私は推測したのですが、このことは、逆にいえば、お年よりと若者の瞬時にふくまれる年月が同じなら、両者が感じる年月には長短がない、ということにもなります。たとえば、回想する年月を、直近の一カ月とか一年、このように限定してしまえば、瞬時にふくまれる年月が同じになりますので、その年月が長く感じられるか短く感じられるか、そこに、年齢での違いはないことになるのです。このことは、私自身、年をとってから振りかえってみると、若いころよりは直近の一カ月ないし一年のすぎ去りが早く感じられるように思えることもあり、年齢的な要因を全否定はできませんが、しかし、期間が限定された一カ月とか一年、その期間は、苦しいことが多かったならば、長かった、楽しいことが多かったならば、短かった、このように感じるのが現実ですので、納得できるのではないか、と思われます。

つまり、同じ長さの年月を回顧する場合、お年よりと若者で年月の感じ方に年齢差による長短はほとんどないのですが、過ぎ去ったそれぞれの過去を回顧する場合は、お年よりと若者で年月の感じ方に年齢差による長短がでてくるのです。お年よりは、自分の過ごしてきた長い年月が瞬時に回顧でき、その長い年月が、いわば、瞬時、という感覚になるのですし、若者は、自分の過ごしてきた短い年月しか回顧できず、その短い年月が、瞬時、という感覚になるのですから、長い年月を、瞬時、と感じるお年よりが、短い年月を、瞬時、と感じる若者よりも、過ぎ去った年月を短く感じるのは当然かもしれないのです。

ちなみに、過去が短く感じられるのは、過ぎ去った長い年月にあった出来事が一括して想い描けるからで、未来が長く感じられるのは、先のことは一括して想い描く、というわけにはいかず、現実となりそうなことがらを一つ一つ個別に想い描かなければならないからです。

なお、月日の経つのが早く感じられる、これは、もちろん、加齢現象ではありますが、記憶障害ではありません。

(4) 感情の変化

年をとると感情が露出しやすくなりますが、それは、感情は発達が早く衰えが遅い、感情を制御する理性は発達が遅く衰えが早い、このような特徴があるからです。したがって、理性に先がけて感情が発達している子ども、感情に先がけて理性が衰えてしまうお年より、共に理性のはたらきが弱いことで感情が露出しやすいのです。

①感情が露出しやすくなります

年をとることは、可愛さを除いて、ではありますが、子どもにかえることです。感情とそれを制御する理性のはたらきも年をとると子どもにかえります。しかし、理性と感情の子どもがえり現象はそのあり様が違い、理性は発達は遅く衰えが早い、感情は発達が早く衰えは遅い、このような特徴があります。したがって、理性に先がけて感情が発達する赤ちゃんは、成長につれて、理性が発達してきますので、感情の抑制もなされるようになりますが、当初は、感情が、泣く笑う、としてストレートに表現され、そこには抑制がありません。かたや、感情に先がけて早くに理性が衰えるお年よりも、最終的には赤ちゃんと同じになるのでしょうが、そこまでの過程では理性による感情の抑制が徐々にあまくなりますので、「涙もろくなる」、「感激しやすい」、「怒りっぽくなる」、このように感情が露出しやすくなるのです。つまり、赤ちゃんは理性に先がけて感情が発達し、お年よりは感情に先がけて理性が衰えるのですが、感情を制御するのが理性ですから、したがって、共に感情が露出しやすくなるわけです。

加齢現象は、すなわち、子どもがえり現象で、年をとって感情が露出しやすくなるのは生理的なもので防ぎようがないのですから、本人はそれを気にしないことですし、まわりの人はそれを容認してあげるしかありません。

ちなみに、お年よりの感情に先がけて理性が衰えた状態は飲酒時の状態と似ています。飲酒時も、感情のはたらきはそのままに、それを制御する理性のはたらきが弱まりますから、感情がもろに露出、はしゃぎすぎになるのが普通ですが、怒り上戸になったり、泣き上戸にもなるのです。

②感情優位型思考になりやすい傾向があります

思考の分類、その仕方にはいくつかありますが、思考を「理性優位型思考」と「感情優位型思考」に分けるのもその一つ、と私は考えています。

理性優位型思考は、感情を制御する理性をはたらかせ、思考材料を充分に取りいれてすすめられた、理路整然とした思考、一方、感情優位型思考は、思考材料の一部が意図的に省略されるか、健忘によって欠落するかし、それら省略したり欠落した部分を感情で補填した思考、このように私は区分しています。もちろん、その程度はともかく、感情のはいらない思考はありませんでしょうから、だれの思考も、理性優位に傾いたり、感情優位に傾いたりと、ゆれうごいているのが現実ではありましょうが、私は、そんななかでも、理性が強くはたらいているか、感情が強くはたらいているかを、主観的にか客観的にかはともかく、勘案して、理性が強くはたらいている、と考えられるものは理性優位型思考、感情が強くはたらいている、と考えられるものは感情優位型思考、としているのです。

なお、「Ⅲ2⑵⑧パニックにおちいりやすくなります」のところに情動優先型材料欠落思考、というのがあり、それと感情優位型思考との違いが問題になるかもしれませんが、感情優位型思考は正常範囲内にある思考を、情動優先型材料欠落思考は正常範囲を逸脱している思考を、それぞれ対象にしていて、この二つは、発現の源が違いますから、基本的には、質を異にする思考なのです。ただし、正常範囲内にある感情優位型思考でも、感情優位が高度になり、省略された思考や欠落した思考が多くなって、思考が正常範囲を逸脱すれば、情動優先型材料欠落思考に移行することはあり得ます。

ちなみに、どちらかというと、男性は理性優位型思考が多いのに対し、女性は感情優位型思考が多くなりがちなのが一般的ですが、男性か女性かにかかわらず、年をとると感情優位型思考になりやすい傾向があるのは間違いありません。

なぜ、女性の思考が感情優位型思考になりやすいのか、それは、女性は、感情が豊かであること、それと、神経間の情報伝達速度が男性にくらべて遅いこと、この二つに因があります。大昔、男は、仕事が狩りでしたから、即断即決がかかせず、したがって、神経間の情報伝達速度が速くなければならなかったのに対し、女は、仕事が農耕と家事でしたから、ゆっくり考えて決めればいい、したがって、神経間の情報伝達速度も遅くてよかったのです。女性は神経間の情報伝達速度が男性にくらべて遅い、このことは、車の運転などで顕著に表現されていて、日常よくみられる現象です。

女性は、神経間の情報伝達速度が遅く、つれて、思考の進行にも時間がかかるのですが、その遅さに気持ちがついていけず、結論への到達を早めるために思考材料の一部を省略、その省略した部分をもともと豊かに持っている感情で補填する、その結果、理性的、というよりは、感情的な思考になりやすい、このように私は推測しています。

お年よりが感情優位型思考になりやすいのも、女性の場合と一部似ていて、年をとることで神経間の情報伝達速度が遅くなることにあるのですが、感情は、女性はそれがもともと豊富なのに対し、お年よりは感情を制御する理性が感情に先がけて衰えることで感情の抑制があまくなる、このような違いがありますし、思考材料の一部が欠落するのも、女性はそれ（思考材料）を、意図的にかどうかはともかく、持っていながら省略するのに対し、お年よりは健忘によってそれ（思考材料）が消えている、このような違いがあります。しかし、どちらにしても、女性とお年よりは、共に、感情優位型思考になりやすい条件を具備しているわけで、感情優位型思考になりやすいのは間違いないのです。

なお、女性の感情優位型思考が異常領域にある情動優先型材料欠落思考に移行することは、ヒステリックになったとき以外、めったにありませんが、お年よりのそれは、理性の衰えがはげしく感情優位が高度になり、しかも、思いだせる記憶量が激減、思考材料が極端に不足してくると、情動優先型材料欠落思考に移行することが稀ならずあります。

女性はともかく、年をとって感情優位型思考になるのは加齢による生理的な現象ですから、お年よりに少々理屈に合わない言動があっても、まわりの人々は、それは年をとれば仕方のないこと、として容認するしかないのです。

③むなしさを覚えやすくなります

人間は、役割や目標がないと生きていけないのですが、年をとると、若いころに持っていたそれらが、達成されたか、あるいは、挫折したかはともかく、なくなり、しかも、体力や知力が低下し、残りの人生が少なくなった状態でそれらを新たに設定するのは難しいのが現実ですから、役割や目標がなくなって、自分がなんのために生きているのかがわからなくなることが稀ではありません。自分がなんのために生きているのかがわからない、とすれば、寂寥感が生じ、むなしさを覚えるのは自然です。生きていることにむなしさを覚えれば、究極的には自殺まで考えるのでしょうから、日本では自殺者の約三八％が六十才以上のお年よりで、そのなかの二〇％がうつ病などの心の病によるものなのですが（厚生労働省　平成二十九年）、これは、高齢者人口の比率が高まりつつあることとも相俟って、不思議な数字ではないのです。

むなしさの根源が役割や目標のないことにありますから、年をとっても、自分でできる、小さくてもいいから役割をつくってそれを遂行し、ささいなものでもいいから目標を設定してそれへの達成に向かって努力をしなければならないのです。

④気分が落ちこみやすくなります

年をとると気分が落ちこみやすくなる、この主たる因は、過去を想いだしての後悔、それと、役割と目標の喪失にあります。

自分自身が、どのような課題を持って生きるのか、それを考えない人はほとんどいないと想像されますが、年をとると、課題が持てなくなり、自分はなんのために生きているのだろうか、こんな疑問が脳裏を占拠、その答をみいだせないことでむなしさを覚えることも稀ではありません。そのような状態にあるお年よりに心境をたずねると、「なにをするのも、なにを考えるのも、すべてのことが嫌になった」、このような答がかえってきたりします。まさに、この「すべてのことが嫌になった状態」、これが、生きる課題を失ったお年よりの、人生最終章の姿、すなわち、燃えつきた姿なのです。

お年よりは、時間に余裕がありますので、若かりしころの出来事を振りかえることが多くなります。その際、楽しい出来事のみが想いだされればいいのですが、現実には、楽しい出来事などはほとんど想いうかばず、過去の、自分が未熟であったがゆえの出来事など、後悔の種になることがらばかりが次から次へと脳裏にうかびます。さらには、人生には、進学、就職、結婚、退職後の人生設計など、大きな分かれ道での選択機会がいくつもありますが、それらを想いだしたとき、そのときの選択が間違っていたのではないか、とつい考えるのが人間の性《さが》ですから、これら、過去の出来事が、結構、落ちこみの材料になるのです。ただし、実際は、過去の分かれ道で現実に選択した道と別の道、そのどちらがベターであったのか、それは、神さまでなければわからない、永遠に残る謎なのです。

自分が過去になした、と思われる不善、そして、人生の分かれ道での誤ったのではないか、と思われる選択、それらを想いだすのも、たしかに、お年よりを落ちこませる要因ではありますが、お年よりを落ちこませる、より大きな要因は目標と役割の喪失です。

どんな種類の動物でも目標と役割がなければ生きていけないのですが、しかし、人間以外の動物は、目標が、子どもを残すこと、いいかえれば、遺伝子を後世に伝えて種の存続に寄与すること、そして、役割は、それに必要な食住（衣はありませんので）を確保すること、これだけですから、当然、その目標と役割をはたせるように進化してきました。したがって、それらの動物は、目標や役割が自然の摂理にかなったものとして自ずと備わっていますので、本能のままに生きていればそれらが達成できるようにできていますし、また、生殖能力を失い、子育てが終わればば（子育てをしない種もありますが）、目標も役割もなくなり、同時に生命の終焉となりますから、当然ながら、目標だの役割だのを意識することはありません。要するに、人間以外の動物は、種の存続に貢献できなくなれば、すなわち、自然の摂理に沿った役割や目標をなし終えれば消えてしまうことになるのですが、本来、これは人間にも当てはまる現象であったはず、と私は考えています。なぜなら、人間の、女性は、受胎可能年齢ぎりぎりの五十五才で子どもを生んだとすれば、子育てが終われば、おおかたが寿命の尽きる年齢に到達しますし、男性はほぼ生命の終わりにちかづくまで生殖能力をたもちつづけているからです。介護などを受けずに自力で生きられる人類の最長寿命は八十才くらいでしょうが、女性は子育てが終わればほぼその年齢にたっしますし、男性は自力で生きられるほぼ最後まで生殖能力をたもちつづけていることになるのです。

ちなみに、男性が自力で生きられるほぼ最後まで生殖能力をたもちつづけている、このことは、本来的に、男性は子育てに関与するようには想定されていない、ということを表しています。なぜなら、子育てに関与しているとすれば、自力で生きられる寿命に子育て期間を残して生殖能力がなくならなければ理屈に合わないからです。

それはともかく、人間だけは、ほかの動物とは一線を画し、一生を種の存続に資するためだけに費やさなければならない、この自然が生物に課した基本的な使命を生の途中で放棄、事実上、生殖能力や子育て能力を残して種の存続にかかわる活動を終えることになったのです。それが、人生後半での享楽を求めてのものか、子孫を残すこと以外の目標や役割を設定できるようになっての自然発生的なものか、あるいは、一生を子孫を残すことに埋没させなくても子孫を残せるようになっての余裕からかはともかく、結果的に、子育てが終わった後もなお生きつづけることになった人間には、種の存続に無関係な、いわば、自然の摂理からはずれた、他の動物にはあり得ない目標や役割が必要になったのです。

つまり、目標と役割には、自然の摂理に沿ったものと、自然の摂理からはずれたものがあり、人間にあっても、自然の摂理に沿ったもの、すなわち、種の存続にかかわる目標や役割は、いわば生業《なりわい》として、多くの場合、それが当人の意にかなったものであるかどうかはともかく、自然発生的に生まれてくるのですが、子育てが終わった後の新たに設定が必要になった目標や役割は、自然の摂理からはずれた不自然な存在ですから、意識的に設定しなければならず、したがって、設定が容易ではないのは当然で、それができなくて落ちこんでしまうお年よりが多いのも不思議はないのです。このような落ちこみを、あらゆる動物が、生涯、背負って生きつづけなければならなかったはずの「荷」、すなわち、種を存続させるために必要な目標や役割、これが取り去られたことで生まれてくるものですから、「荷下ろしうつ」、と呼んだりします。

種の存続にかかわる目標や役割、これは、自然の摂理に沿ったものですから、多くの場合、自然発生的に生まれてくるのですが、一方、子育てが終わって種の存続にかかわりがなくなってからの目標や役割、これは、自然の摂理をはずれたものですから、意識的に設定しなければならず、設定に難しさをともなうわけです。それでも、自分の家で自力で生活ができている人は、社会的な役割はともかく、家庭的には、なんとか、小さくても目標をみつけることも、また、なんらかの役割を持つことも、あるいは、可能かもしれません。たとえば、それが生き甲斐になるかどうかは考え方しだいとは思いますし、極端なたとえでもありますが、飼い犬に餌をあたえることを受け持てば、それも役割ですし、今は歩けなくても、一〇〇メートル歩けるようになるようがんばる、これだって目標なのです。しかし、老人施設などに入所してしまうと、自身に能力や意欲などの問題があるうえに、時間になれば食事はでてくる、自分ができないことは介護者がしてくれる、また、団体生活ですから個人的行動の制限が避けられないこともありで、個が自固有の目標や役割を設定するのはほぼ不可能です。ですので、施設に入所しているお年よりは、そのほとんどが目標や役割を持てずにいますし、施設側も日常生活のお世話で手いっぱい、これが現実でしょうから、極端にいえば、ただ終焉を待ちながらの生になります。まともな精神状態にあるお年よりがこの状況で落ちこまなければ、そのほうが不思議なのです。今どきの老人施設は、なべて、清潔で設備も整い、職員の教育も行きとどいていますから、生活環境としては申し分ないのでしょうが、入所しているお年よりが目標や役割を持てる可能性が極端に小さい、これが、これら施設の、唯一の、そして、致命的な短所ではないか、と私は考えています。いってみれば、老人介護施設は、環境への適応能力が狭まって自力では生きられなくなったお年よりに、それでも生きられる環境を提供してはいるのですが、そこでの生活には、年をとってからの生きるに必要な目標や役割、すなわち、お年よりの生き甲斐がないのです。老人介護施設での生活、ここにも、「はじめに」で述べた、人間が、寿命を延ばすことだけに力を注ぎ、年をとってからの、生きるに必要な目標や役割、すなわち、生き甲斐づくりの設定をなおざりにしてきたことのつけがでているのです。

退職すれば仕事上での目標と役割が、子どもが成長し独立すれば家庭での多くの目標と役割が、いずれもなくなりますから、加齢は、必然的に、目標や役割の喪失を加速させます。たしかに、目標や役割の喪失は、その代償として自由を拡大させてはくれるのですが、しかし、自由があっても、あるいは、自由があればなおさら、目標や役割がなければ、なんのために生きているのかがわからなくなりますから、生きることに疑問がでてくるのは自然です。ですから、その疑問が心を占拠、答をだせずにむなしさを覚え、自ら人生に別れをつげるお年よりもでてくるのですが、これは、人間が、動物はその一生を種の存続に資するために費やさなければならない、という自然の摂理、その摂理に反した生き方を選択したことへのしっぺ返しなのかもしれません。

鏡の前に立って自分の姿を眺めるだけでも充分落ちこめるのに、さらに、嫌な過去ばかりが頭をよぎる、目標や役割がないから生きる意味や明日への希望がみいだせない、これらがかさなって、落ちこむお年よりが少なくないのは当然なのです。

お年よりは、自分でも、落ちこんでいる、あるいは、落ちこみそうだ、これがわかるので、これではいけない、とは思うのですが、だからといってどうにもなりませんし、また、がんばって、とか、元気をだして、といわれても、がんばりや元気を隠し持っているわけではありませんから、はげまされても仕方がないのです。

過去を想いだしての後悔、それと、役割と目標の喪失、これらによっての落ちこみから抜けだすのは難しい、それは事実なのですが、しかし、年をとったら、そのときどきではベストをつくしたのであろう過去にあった自分、そして、現在を精いっぱいに生きている自分、どちらをも褒めてあげ、小さくても生き甲斐になる役割や目標をみつけることができれば、落ちこみからの離脱にいくらかでも資することができるのではないか、と思われます。なぜなら、生きてきた過去の自分、生きている今の自分、両方が賞賛でき、しかも、小さくても役割や目標が設定できれば、気持ちが高まるのは間違いないからです。

⑤特定できない（なんとはなしの）不安感があります

年をとると、特定はできないのですが、なんとなく不安になることがあります。子どもたちはそれぞれ育ってそれへの心配もなく、自分にさし迫った健康上の懸念や経済的な不安があるわけでもないのに不安感にさいなまれるのです。これは、自分の、持ち得る目標や役割が少なくなったこと、そして、人生の残りがみえてきたこと、体力や気力が落ちたこと、これらをなんとなくでも感じることでの寂寥感が源になっているのではないか、と想像されます。

不安感や寂寥感が強まると、うつ病にまで発展することがあります。老年期うつ病ですが、その症状は、寂しい、憂鬱、落ちこむ、などの「抑うつ気分」、なにごとにも興味がわかない、なにもする気になれない、などの「精神運動制止」、一人でいるのがこわい、じっとしていられない、落ちつかない、などの「不安焦燥感」、眠れない、食欲がない、便秘や下痢、発汗、動悸、などの「自律神経症状」ですが、これらが高じると、生きているのがつらい、死んだほうがいい、という、「希死念慮」にまで発展します。したがって、不安感や寂寥感を源とするうつ病、これがお年よりに自殺者が多い要因の一つであるのは当然なのです。

たしかに、年をとって、役割が少なくなるのや、体力、気力が落ちるのは仕方のないことなので、この寂寥感は、おおかたのお年より、そのだれにでもあるのでしょうが、しかし、これら（役割が少なくなり、体力や気力が落ちたこと）を肯定的に受けいれ、役割などは、年よりに役割が少ないのは当然で、多ければ迷惑、くらいに考えたらいいのではないか、と思います。ただ、人間、役割や目標がないと生きていけませんから、どんなに小さくてもいいので、それらを設定することは必要です。

⑥若いころを懐かしむことが多くなります

若いころが懐かしい、これは、「Ⅲ2⑶⑨想い出が生き甲斐になることもあります」で述べたこととかさなりますが、エピソード記憶がたもたれやすいこと、それを懐かしむ時間が充分にあること、そして、将来に多くを望めなくなること、大きくはこの三つに因があります。

記憶には、進行形の記憶・展望記憶・即時記憶・短期記憶・長期記憶がありますが、短期記憶と長期記憶は記憶されたことがらの違いによって陳述記憶と非陳述記憶に分けられ、陳述記憶は、さらに、エピソード記憶と意味記憶に分けられます。このように分けられた記憶のなかの非陳述記憶は、手続き記憶ともいわれ、非常に消えにくいのですが、エピソード記憶はそれに次いで消えにくい記憶です。お年よりが、自分の若かりしころの出来事を生き生きと、しかも、詳細に話すのは、このエピソード記憶が鮮明に残っているからです（「Ⅲ2⑶記憶障害」を参照してください）。

過去の出来事がよい想い出になるかわるい想い出になるかは、人それぞれの性格に大きく左右されます。性格が楽天的な人は、嫌な出来事も苦しかった出来事も、回想場面ではそのほとんどをよい想い出に変身させてしまいます。かりに、それが苦しかったり悲しかったりした出来事であったとしても、出来事が過去のことであればそのほとんどを美化できる能力のある人もいますので、人によってはそれらをよい想い出に変身させることができるのです。たとえば、若かりしころ、戦争にかりだされ、戦地で苦労したお年よりが、当時の出来事を、生き生きと、また、楽しそうに話すのを聞いたことがありますが、そんなお年よりを想いうかべてみればそのあたりの事情はよく理解できます。

お年よりは、昔のことをよく覚えていますから、回想することが多くなるのですが、とくに現在の居心地がかならずしも良好でない場合など、稀に、昔を懐かしんでいての回想が妄想に移行することがあります。

妄想の多くは空想や回想を脳裏に描いている状態から出発します。脳裏に描かれていた空想や回想が、空想や回想を描いていたときには活性化せずに潜在していた多くの潜在思考、そのなかの一つ（ほとんどの場合、日常的な思考です）が活性化した顕在思考（覚醒時思考）にとってかわられ、普通は不活性化し脳裏から消えるはずなのにもかかわらず、活性の低下が不充分なために、消えずに睡眠領域に移行し、睡眠時思考として残ることで発症するのが妄想です。すなわち、妄想は、目覚めていながら脳裏に覚醒時思考と睡眠時思考が同時に描かれているのです。空想や回想を描いている状態から離脱するには、それらを描いていた思考の活性を低下させ、描かれていた像を消去しなければなりませんし、夢思考から離脱するには、夢思考の活性を低下させ、描かれていた夢を消去しなければなりませんが、それら不要になった思考の活性を低下させる機能のはたらきが弱まることに起因する、と推測されるのですが、年をとると、妄想状態におちいりやすいのです（「Ⅲ2⑻①妄想におちりやすくなります」を参照してください）。

対社会的な活動に一応の終止符を打ち、しかも、自分の体力や健康に自信が持てなくなったお年よりは、将来に多くを望めませんから、過去を回想し懐かしむ傾向が強くなるのは当然なので、この回想が睡眠時思考に変身した妄想もそうですが、回想自体も、お年よりが、意図的に、ではないにしても、不満足な現状から楽しかった過去への逃避行であることが多いのです。

人生は想い出づくりの旅のようなものですから、かならずしも充実した現状でなく、しかも、今後に大きな望みを持てなくなっているお年よりが、ときには昔を想いだして楽しむのは決してわるいことではないと思います。精神状態が極端に不安定になっていなければ、めったに妄想にまでは進展しませんから、想い出、とくに楽しい想い出はできるだけ大切にすればいいのです。もちろん、想いだす出来事は、できるだけ楽しかったり嬉しかったりした出来事にかぎりたいのですが、しかし、そうもいかないのが現実ですから、やむを得ず、苦しかったり悲しかったりした出来事を想いだす場合でも、それらをよい想い出に変身できたら、と考えます。そのためには、現在ある自分を肯定的にとらえる必要があります。なぜなら、現在の自分を否定的にとらえれば過去の出来事も否定的にとらえなければならなくなるからです。まあ、だれの人生もわるいことばかりだけではなかったはずですから、若いうちはともかく、年をとったら、あまり反省などせず、歩んできた自分の人生を褒めてあげたらいいのです。

⑦白昼夢にひたりがちになります

役割や目標が少なくなり、また、未来への希望をも失いがちなお年よりは、時間に余裕のあることもてつだって、昔を懐かしむ、すなわち、回想をすることが多くなります。

回想は、もちろん、覚醒時思考ですから夢ではありませんが、白昼夢も、覚醒時思考ですので、本当の夢ではありません。夢であれば思考が睡眠時思考でなければなりませんが、白昼夢は、心のはたらきの強弱も思考の活性度も覚醒領域にあって、覚醒時思考なのです。したがって、白昼夢にひたっている人は、もともと目覚めていての現実世界にいるのですから、呼びかけにも正しく対応できるわけです。つまり、空想や回想と白昼夢に質的な違いはなく、違いがあるとしても、白昼夢にひたっている状態は、空想や回想をしている状態よりも、それに少しばかり深くのめりこんでいる、この程度のものでしかないのです。

なお、白昼夢は覚醒時思考ですから、それにひたっていても妄想状態にあるわけではありませんが、白昼夢を描いていたときには潜在思考であった多くのなかの一つが顕在化して脳裏に描かれたにもかかわらず、白昼夢を描いていた思考が脳裏から消えずに睡眠領域に移行すれば、顕在化した覚醒時思考と睡眠領域に移行して睡眠時思考に変身した白昼夢を描いていた思考、この二つが同時に脳裏に描かれることになりますので、妄想におちいったことになります。

白昼夢の多くは空想や回想が源になるのですが、それら（空想や回想）が白昼夢にまで発展するのは、充たされていない現状からの逃避である場合がほとんどです。逆にいうと、現状が充たされ充実していれば、空想や回想をすることも少ないでしょうし、まして、それが白昼夢にまで発展するなどは稀なのです。

現状からの逃避を目指しての白昼夢ですから、脳裏に描く像は、空想であれば、あり得ない、あるいは、起こり得ないような幸せな場面を、回想であれば、幸せだった過去、たとえば、気力や体力の充実していた若かりしころのことを、それぞれ脳裏に描かなければなりません。もちろん、白昼夢で脳裏に描かれる像は、架空の世界、ないし、過去の世界ですから、白昼夢から覚めれば、そこに現実があるのは当然になります。

昔話や民話などには、白昼夢を描いているのではないか、と思われるお話がたくさんあります。たとえば、「浦島太郎」のお話もその一つで、これは、年老いて孤独に生きている浦島太郎が、浜辺に寝ころんで、竜宮城でもてなされている、という素敵な空想を脳裏に描き楽しんでいるうちに白昼夢におちいり、いっとき楽しんだ後、そこから覚めて、年老いた孤独な自分、すなわち、現実の自分にもどる、というものです。

このほか、「見るなの座敷」や「鶴の恩返し」系統のお話も、貧乏で暮らしに困っている男が、ある日、突然、降ってわいたような幸運に恵まれる、こんな空想をしていて、それが白昼夢に移行するのですが、その幸運な場面を持続させるために守らなければならないたった一つの条件、「特定の場所を、みてはいけない、あるいは、のぞいてはいけない」、この禁をやぶって白昼夢から覚めて現実にもどってしまうものです。

白昼夢にひたるのは、多くの場合、充たされていない現状からの逃避です。したがって、役割や目標がなく、今後に希望の持てないお年よりが白昼夢の状態にはいりやすいのは当然なので、それに実害があるわけではありませんから、お年よりに描ける素敵な空想の世界があるのなら、あるいは、もどれる素敵な過去があるのなら、いっとき、その素敵な世界や過去に逃げこんでもいいのでは、と私は考えます。

(5)　喪失

年をとると、定年退職で仕事はなくなる、親兄弟や友人が旅立つ、あるいは、残りの人生が少ないことで目標もないなど、喪失の連続になります。こんななかで体力や気力が低下したお年よりは生きていかなければならないのです。

①役割と目標がなくなります

人間、生きていくには役割と目標が必要ですが、年をとると、その両方を失いがちになります。

退職すれば仕事での役割がなくなりますし、子どもが成長すれば子育ての役割が、親が旅立ってしまえば子どもとしての役割が、いずれもなくなります。また、目標も同じで、引退すれば仕事での目標が、ローンの返済がすめばローン返済の目標が、これまた、いずれもなくなります。若いころにはたくさんあった役割や目標がなくなる、これがお年よりの実態で、しかも、それが、体力はもちろん、知力や気力にかげりがでてからですから、お年よりが新たな役割や目標を設定するのは容易ではないのです。

年をとってからの人生に役割や目標がない、これは、それらが自然の摂理からはずれたものだからで、種の存続に資する、という役割や目標を生殖能力を残して放棄、その後も生きることになった人類特有の喪失ですが、しかし、役割も目標も、視野をひろげて探せば、それなりのものではあってもみつかるので、たとえば、お風呂洗いを担当するのも役割の一つですし、今は上れない階段を上れるように、こんなことでも目標になるのです。

こんな小さな役割や目標でも生き甲斐になり得るので、役割については、年をとって大きな役割がなくなるのは当然、とわりきって考え、小さな役割をみつければいいのですし、目標も、達成までに何年もかかるような大きな目標は無理なのですから、せいぜい一年以内くらいで達成可能な、小さくても生き甲斐になる目標をみつけ、幸いにしてその目標が達成できたら、その時点で次の目標を探せばいいのです。

②希望が持てなくなります

年をとると、社会人としての役割や目標が、また、家庭にあっての役割や目標が、それぞれ消えてしまいがちになりますし、加えて、兄弟や知人の死に遭遇するなど、喪失の連続になります。そんななかでも、お年よりは日々変化する環境のなかで生きていかなければならないのですが、それが、気力や体力が衰え、適応可能範囲が狭まっているお年よりにとって、たいへん困難であるのは当然です。

このように、現状が充たされたものでない、残りの人生が少ないことで未来にも期待ができない、となったお年よりは、時間に余裕があることもあって、過去に生きる、すなわち、回想することが多くなります。しかし、回想場面が楽しい出来事だけであればいいのですが、想いだすことがらの多くは、どちらかというと、進路の選択を間違えたのではないか、と思うような場面や、しなければよかった、と思うような行為で、それがさらに落ちこみを加速させることになります。役割や目標をふくめて、喪失が連続する、後悔のつきまとう回想が多くなる、しかも、人生の終わりが予測でき、自分に力のないこともわかる、こんなお年よりが未来に希望など持てないのは当然なのです。

たしかに、人生の終わりにちかづいたお年よりが大きな希望を持つのは難しい、とは思いますが、しかし、年をとったら、これまでの人生を褒めてあげることで今の自分を肯定的にとらえ、未来に向けては、小さくてもいいから役割と目標をみつけ、それを生き甲斐にすることができれば、いくらかでも前向きに生きられるのではないか、と私は考えます。

なお、たとえば、会社に勤めている場合、職務、という役割のなかに、実績をあげる、という目標がふくまれていたりするように、目標と役割が重複することも少なくありませんので、かならずしも、目標と役割が別々になければならない、ということはありません。

③欲しいものがなくなります

若いときは、あれも欲しい、これも欲しい、これが実態なのですが、年をとると欲しいものがなくなります。これは、男性は残りの人生が少なくなることや心身の機能が低下することで新しいことへの挑戦意欲が、女性は身体的な要因や行動範囲が狭まることでオシャレをしたいとかの意欲が、それぞれなくなる、すなわち、意欲そのものがなくなることに因があるのです。意欲がなくなれば欲しいものがなくなるのは当然ですが、加えて、年をとると、適応可能範囲が狭まることで変化を好まなくなりますから、いくらかの不便さはあっても、今まで使っていたものを使いつづけたい、着馴れたものを着つづけていたい、こんな気持ちになりがちなことも欲しいものがなくなる要因の一つになります。たしかに、考えてみれば、今それがなくてもなんとかなり、しかも、今後長く使う類のものは、先の短くなったお年よりにとって、無理に手にいれる必要もないわけです。

このように、加齢によって意欲は失われがちになりますので、年をとってからの、欲しいものがある、買いたいものがある、これは、残っている意欲があることの証ですから、大切にすべき、と考えます。

(6)　適応能力の低下

老いることは、すなわち、適応可能範囲が狭まることであり、いいかえれば、変化が嫌いになることでもあります。

①毎日同じ着衣でいることが多くなります

お年よりは、かまってやらないと、毎日、同じ服装でいることが多く、ときには、季節が変わってもそれに対応しないで、暑くなっても寒いときのまま、寒くなっても暑いときのまま、こんな服装でいることが稀ではありません。季節が変わっても着衣を変えない、これは、温度覚が鈍くなっていたり、着衣の選択が面倒なこともあるのでしょうが、変化を嫌うお年よりは、なんでも今までどおりがいちばんいいので、現状がなんとか自分の適応可能範囲内にあるなら、それを変えたくないからなのです。

毎日、同じ服装でいる、これは、汚れさえなく、しかも、外気温にマッチしていれば、とくに支障がありませんから、それはそれでいい、と思います。ただ、年をとると、外気温への適応可能範囲が狭まり、容易に熱中症や低体温症になって大事になることがありますので、当人が気温に対応しての着衣選択が困難な場合は、周囲がそれなりに気づかってあげる必要があります。

②食事にバラエティが乏しくなります

お年よりは、適応可能範囲が狭くなっていますから、なにごとに対しても変化を嫌うようになりますが、食事内容も例外ではなく、主食を、たとえば、朝食はお粥、昼食はパン、夕食はご飯、このように決めたら、それからはずれるのを嫌いますし、主食ばかりではなく、毎日の副食も、朝食は朝食で、昼食は昼食で、夕食は夕食で、それぞれ類似のパターンであるのを好みます。年をとると食事にバラエティのあることなど望まなくなるのです。

お年よりの食事にバラエティが乏しくなる要因には、お年よりが変化を嫌うからだけではなく、歯牙の状態も関与します。年をとれば、だれでも、歯牙の欠落が避けられませんから、咀嚼機能は間違いなく低下します。年をとると、若いころには食べられていた硬いものや弾力のあるものが食べられなくなるのです。これは、食べられるものの種類が少なくなることですから、年をとって変化の乏しくなった食事内容、その変化の乏しさに輪をかけるのは必至です。

年をとって適応可能範囲が狭くなることで変化を嫌うことや咀嚼機能が低下することで食事の内容が単調になる、これは加齢現象ですから仕方がないのですが、そんななかでも必要な栄養分が摂取できるよう、工夫が必要です。

③アルコールの摂取量、その適量の幅が狭まります

アルコールがはいると、通常は、ほろ酔いから酔い、そして泥酔、ほぼこの順序で進行していき、それらの移行領域にはそれ相応の幅があります。それが、たとえば、若いころは、日本酒であれば、一合から二合くらいでほろ酔い、四合から六合くらいで酔い、七合以上くらいで泥酔、となっていた人が、年をとると、一合くらいでほろ酔い、二合になると酔い、それ以上になると、泥酔、あるいは、体調がわるくなる、このように変わってきて、しかも、この間の幅が狭まり、移行が突然になります。したがって、ときにはほろ酔いからいっきに泥酔に移行したかのようにみえることもあるのですが、これは加齢によってアルコールに対する耐性が低下したことに起因する現象なのです。普段は、どの程度が自分の適量か、これがわかりますから大事にいたりませんが、宴会などの席では、周囲の雰囲気にのまれて自制心が麻痺しがちになりますから、それなりの注意が必要になります。

④会食を嫌います

お年より、その多くが他人の同席する会食を好まなくなります。これは、いつもどおりがいちばんのお年よりですので、食事も自分のペースですすめたく、それを崩したくない、つまり、他人の食事のペースに適応できにくくなっていることに因があるのです。年をとってそのような傾向がでてきたのを自覚したら、まあ、冠婚葬祭などでの会食のように仕方がない場合はともかく、

ただのおつき合い、このような会食は、無理をすることなく、避けるようにしたらいいか、と思います。無理をしても、結局はどちらにも愉快な会にはならないだろうからです。

⑤旅行が嫌いになります

年をとると適応能力が低下することで変化が嫌いになりますから、お年よりは使い慣れた自分の道具にかこまれた自分の部屋がもっとも住み心地がいいので、その住み心地のいい環境からはなれる旅行、それをお年よりが敬遠したくなるのは当然です。生活のペースや食事、寝具などがいつもと違うと苦痛に感じる変化の嫌いなお年よりの多くは、旅行先での食事や寝具など、いくら豪華なものであっても、それよりもいつもどおりがいいので、豪華な食事や寝具、そんなものは望まないのです。

また、年をとってオシッコの我慢ができにくくなっていたりすれば、オシッコがしたいときにできないかもしれない、こんな不安があって、それも旅行が嫌いになる一因になります。こんなことは若い人には理解ができないでしょうが、年をとれば現実になるのです。

さらには、体調の維持に自信が持てないことも、お年よりが旅行嫌いになる要因になります。当然ですが、旅行の計画は、数カ月前、どんなに間近でも数日前にはたてられます。とすると、日々、ほとんど、持てるぎりぎりの身体能力で生活をしているお年よりには、体調にちょっとでも狂いがでれば旅行先の環境に適応できない可能性がありますから、旅行当日まで自分の体調がたもたれているか、こんな不安もあるのです。

　このように、お年よりの旅行にはあれやこれやの苦痛や、不安、心配がつきまといますから、お年よりが旅行を嫌うのは不思議ではないので、お年よりを旅行に誘うのは好意による場合が多いのでしょうが、これらを理解してでなければならないのです。

⑥ホームヘルパーの訪問さえ快く思わないこともあります

　環境への適応能力が低下しているお年よりは、環境が変わることへの抵抗がありますし、自分のペースを崩されるのを好まない、また、見知らぬ人とうまくなじめない、こんなこともあって、ホームヘルパーの来訪さえも快く受けいれないことがあります。ですから、ホームヘルパーはお年よりの心をひらかせるところからスタートしなければならないことが稀ではないのです。もちろん、お年よりにホームヘルパーがくることの前もっての了承を得ておくことが必要なのは当然ですが、了承していたとしても、お年よりは、ホームヘルパーがきたときはそれを忘れていて拒否的態度になることもあります。訪問介護でお年よりのいる家にいくホームヘルパーは、かならずしも最初から計画どおりに仕事ができるとは考えないで、まず、お年よりとなじむところからはじめる必要があるのです。

⑦孫も長居をされると迷惑に感じます

孫は可愛いものですから、お年よりは訪ねてきてくれるのを楽しみにしています。ですから、きたときは大歓迎になります。しかし、子どもは自分のペースを崩しませんから、家族全員がその子どものペースに合わせた生活になります。とすれば、当然、お年よりも、そのペースに合わせなければならず、いつもの自分のペースとは生活が違ってきます。適応能力が低下しているお年よりは、自分のペースを乱されると、なかなかそれになじめませんから、一日か二日程度ならなんとか我慢ができるにしても、それがすぎると、いくら可愛い孫のためではあっても、苦痛になり、機嫌がわるくなったりするのです。

冠婚葬祭など、なにかの都合で家族全員の生活のペースが変わる場合でも、お年よりの生活のペースだけは、可能なかぎり、いつもと大きく変わらないように気づかってあげることが必要です。

⑧転居を嫌います

お年よりは、潜在的に、ではあっても、自分が住環境の変化に対応できにくくなっているのに気づいていますから、住環境が変わるのを嫌います。たとえば、お年よりの最後を快適な環境で過ごさせてあげたい、こんな想いで、家を新築したり、お年よりの居室を改築することもあるのでしょうが、お年よりは、慣れ親しんだ住環境が変わると、容易には適応できませんから、ときには体調を崩すことさえもあります。

家庭での生活が困難になって施設にはいる場合も同じ状況になるのですが、この場合は、住環境ばかりではなく、人環境や食環境もこれまでと変わりますから、新築や改築したときよりもお年よりのいだく違和感はさらに大きくなります。施設側も、それがわかっていますから、入所当初はそれなりの気づかいはするのですが、それでもなじめないお年よりが少なくないのです。

家を新築するとお年よりの死者がでる、とはよくいわれます。もちろん、その多くはそれにふさわしい年齢になっているからでしょうが、なかには、新居にうまく適応できず、体調を崩してその結果であることもなくはないのです。

お年よりは慣れ親しんだこれまでどおりがいちばんいいので、できるだけ環境を変えないのが親切なのですが、とはいっても、やむを得ないこともありましょうから、とくに環境を大きく変える場合は普段以上の気づかいが必要になります。

⑨人見知りをするようになります

年をとると、とくに、男性に顕著なのですが、人環境にも適応しづらくなりますから、初対面の人になじめず、したがって、人との新たな出会いを嫌いがちになります。お年よりは、定年退職後の近所づき合いなども、勤めていたときに疎遠にしていたこともありましょうが、うまくできず、外にでればどうしても近所の人に会いますから、それが嫌で家に閉じこもってしまうことさえあるのです。男性は、本来、集団での行動を得手としているはずなのですが、にもかかわらず、なじみのない集団に新しく溶けこむのは苦手なのです。まあ、自分から飛びこんでいけば、ほとんどの場合、受けいれてもらえますので、少しずつでも出会いを増やしていけたら、と思います。

(7) 睡眠障害

私は、覚醒と睡眠は心のはたらきの強弱で分けられ、さらに、心のはたらきの強弱は思考の活性度と連動している、このように理解しています。

目覚めている状態では、心のはたらきが、強まれば覚醒度があがってすっきりした目覚めに、弱まれば覚醒度が下がってぼんやりの目覚めになり、さらにその弱まりが一定のレベルを超えれば目覚めから眠りに移行します。一方、眠っている状態では、心のはたらきが、弱まれば睡眠深度の深い眠りに、強まれば睡眠深度の浅い眠りになり、さらにその強まりが一定のレベルを超えれば目覚めに移行する、私の理解ではこのようになるのです。そして、私は、覚醒と睡眠を分ける心のはたらきの強弱、その強弱は思考の活性度と連動している、つまり、思考の活性度が心のはたらきの強弱を決めている、と考えているのです。かりに、それが正しければ、思考が停止すれば心のはたらきも停止して、いわば、脳死状態ないし失神状態になりますから、目覚めているときはもちろん、眠っても思考は停止しないことになります。ですから、この後、「Ⅲ2(7)⑤眠りに夢をともなうことが多くなります」で少し詳しく述べますが、停止することのない思考、そのなかの眠っているときの思考が睡眠時思考で、それが脳裏に描かれている像が夢ですから、夢をみていない眠りはない、となるのです。

心のはたらきの強弱が思考の活性度に連動している、これは、たとえば、だれでもが経験しているように、覚醒度が下がって眠くなっていても、身近で驚くような事態が発生すれば、思考活性がいっきに高まり、つれて、心のはたらきが強まって、眠気など吹っ飛んでしまう、こんなことからも納得できそうです。

なお、心のはたらきの強弱と連動しているのは顕在化している思考だけです。なぜなら、思考には、覚醒時思考であるか睡眠時思考であるかはともかく、活性化していて脳裏に像が描かれている顕在思考と、顕在思考の背後にあって、いつでも、即座に顕在化できる状態にありながら顕在化せずにひかえている膨大な量の潜在思考がありますが、その思考は、潜在思考であるかぎり、まったく活性化していないからです。

私の想定では心のはたらきの強弱が目覚めと眠りを分けることになるのですが、その眠りの質や眠る時間帯に大きくかかわっているのが概日リズムの一つである睡眠相で、眠りの質の細部にかかわっているのが睡眠相にのってはたらく睡眠サイクルです。

人の眠る時間帯は個それぞれでほぼ決まっていて、早寝早起きの人もいますし、遅寝遅起きの人もいますが、その時間帯に大きくかかわっているのが睡眠相なのです。そして、眠る時間帯に大きくかかわっている睡眠相、その睡眠相のはたらく時間帯は、就床時間が変わらないかぎり、ほとんど変動しないのが普通です。習慣的に早く眠る人の睡眠相は夕方早い時間にはたらきはじめるように、習慣的に遅く眠る人の睡眠相は夜の遅い時間にはたらきはじめるように、それぞれ自動的に設定されるのです。しかし、睡眠相は、固定してあるのではなく、移動が可能ですから、それまで習慣的に早い時間に眠っていて睡眠相が早寝早起き型になっていても、その人が習慣的に遅い時間に眠るように変われば、その人の睡眠相は早寝早起き型から遅寝遅起き型に移動しますし、それまで習慣的に遅い時間に眠っていて睡眠相が遅寝遅起き型になっていても、その人が習慣的に早い時間に眠るように変われば、その人の睡眠相は遅寝遅起き型から早寝早起き型に移動します。このように、睡眠相は就床時間に合わせて移動するのですが、その場合、睡眠相が、早寝早起き型の方向に移動するのを「睡眠相が前進する」、といい、遅寝遅起き型の方向に移動するのを「睡眠相が後退する」、といいます。

ちなみに、睡眠相が前進したり後退したりして現状に適応するには約十日間前後かかります。一日や二日早寝をしたり遅寝をしても睡眠相のはたらく時間帯はそれほど変わらないのです。ですから、高速ジェット機で時差地域を五時間以上飛行したときに発症する時差ボケも、その因の一つが地球時間と睡眠相のはたらく時間帯の不一致にありますので、改善するのに十日前後かかるのです。

安定した眠りになるには睡眠相のはたらく時間帯が定まっていなくてはなりません。決まった時間に眠り、決まった時間に起きる、これが、睡眠相のはたらく時間帯を一定にし、そのリズム振幅を大きくたもつ源になりますので、眠りの質をよくするには毎日の就床時間が一定していなければならないのです。なぜ、就床時間や起床時間が不規則になると睡眠相のリズム振幅が小さくなるのか、それは、リズム振幅が大きければ大きいほど、睡眠相に逆らって、目覚めていようとしたとき、あるいは、眠っていて起きなければならないとき、いずれの場合も強い眠気にさいなまれるからで、一種の自己防衛現象なのではないか、と私は考えています。

睡眠相のはたらく時間の長さは、早くはたらきはじめても遅くはたらきはじめても、おおよそ七～八時間前後で一定していますから、早寝の人は早起きに、遅寝の人は遅起きになります。ただし、睡眠相は、はたらく時間は七～八時間でも、その間、同じ強さではたらいているのではなく、めりはりをつけてはたらいています。普通は、眠りはじめの百八十分間にもっとも強くはたらき、その後の百八十分間はそのはたらきがもっとも弱く、その後目覚めるまでの九十分間は、眠りはじめほどではありませんが、やや強くはたらきます。ですから、夜の眠りは、眠りはじめに深く、その後は浅く、目覚め前にやや深くなるので、中途覚醒が夜なかに多く、また、麻雀や勉強で徹夜したときに朝方異常な眠気におそわれるのはそのためです。

このように、眠りの時間と質に大きくかかわっている睡眠相ですが、この睡眠相は、一つの体内リズムでできているのではなく、詳細は、「図で理解する眠りと夢（風詠社）」・『「眠り」と「夢」のなぜなぜなーぜ（風詠社）』で述べてありますので省略しますが、「睡眠・覚醒リズム」・

「深部体温リズム」・「メラトニンリズム」、これら三つのリズムが協調することでつくられています。したがって、睡眠相は、これら三つのリズムの協調総和でつくられている「眠りのリズム」、ということになります。

眠りの質や時間の大略にかかわるのは睡眠相ですが、その細部にかかわるのは睡眠サイクル（睡眠周期）です。私たちは、眠っているとき、一様な深さで眠っているのではなく、その間、浅い眠りと深い眠り、そして、レム睡眠（rapid eye movement sleep REM-sleep）、この三種類の眠りが睡眠相にのって順番に繰りかえされています。したがって、これら三種類の眠りで一つの睡眠サイクルが構成されていることになります。

浅い眠りと深い眠りは、併せてノンレム睡眠、と呼ばれますが、浅い眠りは眠りを深い眠りに誘《いざな》うのが主な役割、深い眠りは脳を沈静化してその疲れを癒すのが主な役割、レム睡眠は目覚めに向けて脳を活性化させるのが主な役割、このように私は理解しています。

眠りはじめの浅い眠りから、深い眠りを経て、レム睡眠の終わりまでが一つの睡眠サイクルですが、この睡眠サイクルは、浅い眠りが十分間、深い眠りが六十五分間、レム睡眠が十五分間で、合計約九十分間ですから、夜の眠りでは五回前後の睡眠サイクルが繰りかえされていることになります。このように、一つの睡眠サイクルが約九十分間であるのは、この時間と、睡眠相の、眠りはじめの百八十分間が深い眠り、その後の百八十分間が浅い眠り、目覚め前の九十分間がやや深い眠り、この時間とにずれができなくて合理的なのです。

眠りの質は睡眠相と睡眠サイクルのリズム振幅の大きさに左右されますから、質のよい眠りになるにはこの二つのリズム振幅が大きくなければならないのですが、年をとると生理的にそれらが小さくなりますので、睡眠障害で悩まされるお年よりが多くなるのは当然なのです。

睡眠障害には、入眠障害（寝つきがわるい）・中途覚醒（夜なかに目覚めてなかなか次の眠りにはいれない）・早朝覚醒（朝の目覚めが早すぎる）・睡眠状態誤認（眠った気がしない）などがあり、年をとると、男性の入眠障害は少ないですからともかく、それ以外の睡眠障害はどれも多くなりますが、とくに、睡眠相や睡眠サイクルのリズム振幅が小さくなることで、中途覚醒が顕著になります。

①眠りの質がわるくなります

年をとると、必要な睡眠量が少なくなるので睡眠時間が短くなる、といわれていますが、お年よりの実際の睡眠時間は短くありません。一日の平均睡眠時間は、男女併せてですが、次のようになっています（国民健康・栄養調査　厚生労働省　平成二十七年）。

二十〜二十九才　六・三時間
三十〜三十九才　六・三時間
四十〜四十九才　六・二時間

五十〜五十九才　六・一時間
六十〜六十九才　六・四時間
七十才以上　　　六・八時間

このように、お年よりの睡眠時間は短くないのですが、短くていいはずのお年よりの睡眠時間が、なぜ短くならないのか、それは、お年よりの眠りは、睡眠相と睡眠サイクルのリズム振幅が小さくなり、眠り全体が浅くなる、すなわち、眠りの質がわるくなるので、そのぶんを時間でおぎなっているからです。つまり、年をとれば、概日リズム全体のリズム振幅が小さくなりますから、概日リズムの一つである睡眠相や睡眠サイクルのリズム振幅が小さくなるのも仕方がなく、結果、お年よりは、眠りの質がわるくなるので、それを睡眠時間を延長することでおぎなっている、というわけです。

年をとって睡眠相や睡眠サイクルのリズム振幅が小さくなるのは仕方がないのですが、しかし、一日の生活を規則正しくすることで、いくらかではあっても、リズム振幅の縮小化を阻止できますから、毎日を規則的なけじめのある生活にしなければならないのは間違いありません。

②夜なかに目が覚めて、なかなか次の眠りにはいれなくなります

睡眠障害には、寝つきがわるい、すなわち、入眠障害もありますが、これは、どちらかというと、男性では、お年よりには少なく、壮年層が主になります。なぜなら、入眠障害の主因は、覚醒と睡眠を分ける心のはたらきの強弱、その強弱に連動している思考活性が低下しないことにあるのですが、そのような状況のおおかたは、昼間の出来事が脳裏をかけめぐる、翌日の仕事が気にかかる、こんなことで生まれるものだからです。お年よりは、すでに仕事からはなれていることが多く、昼間の出来事が脳裏をかけめぐったり、翌日の仕事が気にかかるような状況になりにくいのに対し、一方、壮年層は、責任ある仕事に就いていることが多いので、どうしても、今日あった出来事、翌日の仕事、これらが気にかかりやすいのです。しかも、翌日の仕事が気になりますから、それらの人たちは、眠らないと明日の仕事に差しつかえる、明日は大切な行事があるから早く眠りたい、こんなことが脳裏をめぐって、「眠る努力」をしがちになります。しかし、この努力は、努力のなかでもっとも実りの少ない努力で、さらに思考活性を高めていよいよ眠りにはいれなくしてしまうのです。

お年よりにも寝つきのわるい人がいなくはありませんが、まあ、大半のお年よりは、そんなに気にしなくてはならない昼間の出来事はなかったでしょうし、翌日もたいへんな仕事は、たぶん、ないのでしょうから、お年より男性の多くがそうであるように、夕食時に晩酌でもやれば、思考活性が低下し、それに連動している心のはたらきも弱まって、寝つきもよくなるわけです。ただし、女性の多くがたずさわっている家事仕事は規則性に欠けることで、それら女性は睡眠相のはたらく時間帯が確立しにくいことやそのリズム振幅にめりはりがなくなりがちなこともあって、お年より女性の入眠障害はそれほど少なくありません。

このように、女性はともかく、お年よりの男性に入眠障害を訴える人は多くないのですが、性別に関係なく、お年よりに特徴的に多いのが中途覚醒です。

中途覚醒は、一度眠りにはいってから翌朝までに何度も目覚め、しかも、一度目覚めると次の眠りになかなかはいれない型の睡眠障害で、それがお年よりに多い主たる因は、睡眠相や睡眠サイクルのリズム振幅が小さくなること、それと、夜間の頻尿にあります。

年をとると、概日リズム、そのすべてでリズム振幅が小さくなるのですが、睡眠相や睡眠サイクルのリズム振幅も例外ではありません。このリズムが小さくなると、深い眠りが少なくなり、多くが浅い眠りになってしまいます。浅い眠りでは、ちょっとした刺激でも目が覚めますし、いったん目が覚めると次の眠りになかなかはいれず、お年よりは、「一晩中眠れなかった」、と誤認することさえもあります。しかし、もちろん、これは、浅い眠りが眠ったという感覚になりにくいことで、それほど長い時間ではない中途覚醒を眠り全般に敷衍しての睡眠状態誤認ですから、夜のほとんどの時間、浅い眠りではあっても眠っているのが実態ではあります。

年をとると、夜の排尿回数が増えて中途覚醒を余儀なくされますが、これは、膀胱の伸展性がわるくなる、膀胱炎や前立腺肥大に罹患していることが多い、夜間の腎血流量が増える、抗利尿ホルモンの分泌量が減少する、利尿作用のある薬剤を服用していることが多い、これらいくつかの要因がかさなり合って現れます。

年齢をかさねると共に膀胱の伸展性がわるくなって膀胱容量が減少します。若いころは五〇〇ミリリットルためられた膀胱が、年をとって三〇〇ミリリットルしかためられなくなれば、尿が三〇〇ミリリットルしか貯留しないのにトイレにいかなければなりませんから、当然、排尿回数は増えます。また、排尿筋のはたらきがわるくなり、残尿が多くなれば、膀胱容量が減少したのと同じですから、この場合も排尿回数は増えます。

男性には膀胱炎はほとんどありませんが前立腺肥大があり、女性には前立腺はありませんが膀胱炎に罹患しやすい特徴があります。どちらも、頻尿が症状の一つで、しかも、尿意を感じると我慢ができにくいのです。

昼間、活動しているときは腎以外の器官や臓器に多く必要だった血液が、夜間、安静時にはそれら器官や臓器の必要血液量が減るので、そのぶん、腎への血液供給量が増え、結果、尿量も増えます。これは若い人にもある現象なのですが年をとると顕著になるのです。

普通は、夜眠っているとき、とくに深い眠りでは抗利尿ホルモンの分泌が増えて夜間の尿量が減少するのですが、年をとると、このホルモンの分泌機能自体が低下することや、眠りに深い眠りが少なくなることで、抗利尿ホルモンの分泌が増えず、夜間の尿量が減りません。

年をとるにつれて、高血圧や心臓疾患が多くなり、つれて、利尿剤を服用する頻度も増えてきます。

睡眠相や睡眠サイクルのリズム振幅が小さくなることにこれらの現象による夜間の排尿回数が

増えることが加わってお年よりは中途覚醒が多くなるのですが、それらのほとんどは加齢による生理的な現象で、年をとれば、ある程度はやむを得ません。しかし、睡眠相や睡眠サイクルのリズム振幅は、年齢的な限界を超えることはできないにしても、規則的な生活と、昼間の積極的な活動でいくらかでも大きくすることが可能ですから、生活にめりはりをつけることが必要ですし、服用している薬剤があれば、それが夜間の多尿につながっていないかなど、検討してみる必要もあります。

なお、ここにはあげませんでしたが、アルコールも中途覚醒の原因になります。就床前のアルコール摂取は、思考活性を高める心配事などの雑念を取りはらってくれますから、適量であれば眠りにはいるには有用なのですが、量が多すぎると、夜半、酔いからの離脱期での頭痛や口渇、アルコールの利尿作用による尿量増加でのトイレ、これらによって中途覚醒の頻度が増えるのです。とくに就床前に寝酒を楽しむ習慣のあるお年よりは注意が必要です。

③朝、早く目覚めるようになります

習慣的に、夜早く眠りについて朝早く目覚める人はその人の睡眠相が前進しているのですし、夜の就床が遅く朝の目覚めも遅い人はその人の睡眠相が後退しているのです。

お年よりには、朝早く目覚めて、起きてうごきだすと家族の迷惑になるので困る、という人が多いのですが、そのように訴えるお年よりの大半は、夜お布団にはいるのが早い、すなわち、睡

眠相が前進しているのです。

お年よりの就床時間は、九時ならまだ遅いほうで、八時、ときには夕ご飯が終わっての家族団欒の輪にもはいれず、テレビにも興味を失って、七時ころ、という人も珍しくありません。八時に寝て、翌朝四時に目覚めても八時間は眠っているわけで、睡眠時間としてはほぼ充分です。このような朝の早い目覚めは生活習慣によって睡眠相が前進しているだけで睡眠障害ではありません。夕食後、早々にベッドにはいる、このような毎日がつづけば睡眠相が前進するのは自然なのです。とくに、朝の日の光は睡眠相を前進させますから、朝早く起きて戸外にでる習慣のあるお年よりはいよいよ早寝早起きになってしまいます。

しかし、早寝早起きになっても、せいぜい寝ている家族の迷惑になるかもしれないくらいで大きな支障はないでしょうから、前進した睡眠相を是正する必要もないような気がしますが、早く目覚めることでなんらかの支障がある人は、夕食後はできるだけ家族団欒の輪にはいるかテレビなどをみるかして、ベッドインを遅くするしかありません。当然ですが、朝の早すぎる目覚め、これは、睡眠障害ではないので、睡眠薬の適応にはなりません。朝の早すぎる目覚め、かりに、これを睡眠薬で解決しようとすれば、朝まで作用が持続する長時間作用型のものでなければなりませんし、しかも、そのような状況での服薬は連日になる可能性があります。とすると、お年よりでは、代謝速度が遅くなっていますから、薬が体内から排出し終わる前に次の薬を服用することになりかねず、徐々に薬が体内にたまっていく可能性が大きく危険ですし、トイレに起きたときのふらつきも懸念されます。ということで、お年よりの睡眠相前進による朝の早すぎる目覚めは、病的な現象ではなく、健康被害もまったくありませんから、睡眠薬の適応にはならないのです。

④一晩中眠れなかった、こんな感じになることが多くなります

「一晩中眠れなかった」、このように訴えるのは、そのほとんどが、浅い眠りを目覚めている、と間違って認識したもので、睡眠状態誤認、といい、お年よりに多い睡眠障害の一つです。なぜなら、まったく眠らないで一晩お布団のなかで過ごすのは難しいので、本人の認識とは違い、お布団にはいっていたそのほとんどの時間は眠っているのが実態だからです。現実、一晩中眠れなかった、このように誤認するような眠りは、深い眠りが少なく、浅い眠りが多くなっていることは間違いありませんが、当人の認識とはうらはらに夜のほとんどは眠っているのです。

人は、深い眠りを経過しないと眠った、という感覚になりにくいのですが、年をとることで睡眠相や睡眠サイクルのリズム振幅が小さくなって深い眠りが少なくなるのは仕方がなく、リズム振幅を大きくする努力をしても年齢的な限界を超えるのは難しいのです。しかし、人間は、相当に睡眠環境がわるくても、心身の必要とする最低限の睡眠はとれるようにできているので、夜の眠りで一睡もしないなどは、極端な状況でないかぎりはあり得ず、たしかに、浅い眠りが多くなると、熟眠感は得られないでしょうし、朝の目覚めもすがすがしいとはいえないかもしれませんが、ベッドにはいっている時間の大半は間違いなく眠っています。要するに、特殊な場合を除き、

眠れないのを気にする必要はないし、それを、気にすると思考活性が高まって眠りを妨げますから、気にしないのがよい睡眠を得る秘訣でもある、というわけです。ですから、もちろん、睡眠状態誤認、このような眠りに睡眠薬は必要ありません。

ちなみに、お年よりには昼寝を習慣としている人が少なくありません。年をとることで、眠りの質がわるくなったり、中途覚醒が多くなったりして、かりに、夜の眠りだけでは必要な睡眠量が充たせない、このようなことがある、とすれば、そのような状態にあるお年よりがお昼寝をするのは、夜間の睡眠量の足りないぶんをお昼寝でおぎなっているもので、二相性睡眠、といいますが、合理的な習慣と考えられます。ただし、お昼寝は、夜の眠りの妨げにならないように、就床時間の六〜七時間以上前、しかも、深い眠りにはいってしまうと目覚めがすっきりしませんので、時間は、十五分、長くても三十分以内くらいにしておかなければなりません。

⑤眠りに夢をともなうことが多くなります

思考には、覚醒と睡眠との境界領域で発現する滅裂思考を除くと、目覚めていての覚醒時思考と眠っていての睡眠時思考があり、睡眠時思考が脳裏に描かれる像が夢です。それで、私は睡眠時思考を夢思考とも呼んでいるのです。夢は儚い、といわれるように、ほとんどの夢は目覚めるとすぐに忘れられてしまいますが、それは、夢見が、眠っていての心のはたらきが弱まっている、すなわち、記憶機能が弱まっている状態での現象で、記憶のされかたがおぼろだからと、思考活性が低下していて、覚醒時思考で脳裏に描かれる像にくらべ、睡眠時思考で脳裏に描かれる像がぼやけているからです。深い眠りでの夢は、まず、覚えていないのですが、それは、心のはたらきが極限ちかくにまで弱まっているために記憶機能がほとんどはたらいていないこと、それと、深い眠りでは思考活性が大きく低下しているために脳裏に描かれる夢の像のぼやけがはげしいこと、この二つに因があるのです。ですから、普通、夢はレム睡眠でみる、といわれますが、この後すぐに述べるように、夢をみない眠りはありませんので、それは、レム睡眠以外の眠りでみた夢がほとんど記憶に残らない、この事実に起因した誤解でしかないのです。

私は、心のはたらきの強弱と思考の活性度は連動している、と理解しているのですが、かりにこの理解が正しければ、覚醒時思考も睡眠時思考も消えることはありません。なぜなら、思考が消えればそれに連動している心のはたらきも停止して失神ないし脳死状態になるからです。そして、消えることのない思考、そのなかの睡眠時思考が脳裏に描かれる像が夢ですから、眠ればかならず夢をみていることになるのです。

かりに、夢をみない眠りと夢をみる眠りがあるとすれば、夢をみている眠りと夢をみていない眠り、これら二つの眠りには違いがあるはずですから、その違いについての説明が必要です。しかし、これまでに、レム睡眠とノンレム睡眠の違いについての説明は数多くありますが、夢をみている眠りと夢をみていない眠り、この二つの眠りの違いについての説明は、私の知るかぎり、ありません。実際は、夢をみない眠りがないのですから、説明のしようがない、これが本当のところか、と思います。

また、眠っていて夢をみたりみなかったりするのであれば、眠りの途中で夢をみはじめることになりますから、夢をみはじめる動機づけがなんであるかの説明も必要になります。その動機を内的刺激（痛みや痒みなど）や外的刺激（気温や騒音など）に求める人もいますが、では、それらの刺激がなければレム睡眠でもノンレム睡眠でも夢をみないのか、となると、そんなことはないので、それらは、「夢の取りこみ現象」、といって、夢の筋道には関与しても、夢をみはじめる動機づけになる存在でないのはあきらかです。要するに、夢は、みたりみなかったりするものではなく、だれもが眠ればかならずみているのです。

では、なぜ、お年よりに夢見が多い、とされるのか、それはお年よりの眠りが浅いことに因があります。

眠りの質や眠る時間帯のおおよそにかかわるのは概日リズムの一つである睡眠相で、細部にかかわるのは睡眠相にのってはたらく睡眠サイクルです。要するに、眠りの質と時間は睡眠相と睡眠サイクルのリズム振幅に左右されますから、効率的な眠りになるためには、それらのリズム振幅が大きくめりはりのきいたものでなければならないのです。ところが、年をとると、概日リズム全体のリズム振幅が小さくなりめりはりもなくなるのですが、睡眠相と睡眠サイクルもその一つですから、これらのリズム振幅も小さくなります。すなわち、お年よりは、深い眠りが少なくなり、浅い眠りが多くなるのです。浅い眠りでは、深い眠りにくらべ、心のはたらきも強く、記憶機能もそれなりにはたらいていますし、思考活性の低下も軽度ですから、脳裏に描かれる夢の像も比較的鮮明なものになります。このように、浅い眠りでは、深い眠りにくらべ、記憶機能のはたらきもよく、脳裏に描かれる夢の像も鮮明になるので、浅い眠りの多いお年よりには記憶に残る夢が多い、となるわけです。

つまり、お年よりは夢をともなった眠りが多い、とされていますが、これは、眠ればかならずみている夢ですから、お年よりの眠りが浅く、みた夢が記憶に残りやすいことに起因した誤解でしかないのです。

⑥鮮明な夢をみるようになります

お年よりのみる夢は鮮明、これも、お年よりは眠りに夢をともなうことが多くなります、と同じで、お年よりの眠りが浅くなることに因があります。お年よりは、ときに、一晩中眠れなかった、このように誤認するくらい浅い眠りが多くなりますが、そのような眠りでは、心のはたらきがそれほど弱まりませんから、記憶機能のはたらきも目覚めているときと大きくは変わりませんし、しかも、思考活性もそれほど大きく低下しませんので、睡眠時思考が脳裏に描かれる夢の像も覚醒時思考が脳裏に描かれる像と鮮明さに大きな違いがありません。つまり、お年よりに多い極度に浅い眠りでは、記憶機能のはたらきも、また、睡眠時思考が脳裏に描かれる夢の像も、目覚めているときと大きくは違わない、したがって、お年よりが目覚めたときに思いだす夢が鮮明であるのは当然なのです。

もちろん、夢は目覚め後は記憶から消えやすい、この特徴はたもちつづけますから、みた夢がいかに鮮明であっても、目覚めて行動を開始すると、ただちにその大半は記憶から消えてしまいます。なぜ、夢は目覚めるとただちに記憶から消えてしまうのか、それは、その役割が睡眠時にかぎられている、すなわち、夢は、眠っているときにのみ存在意義があり、目覚めてからは存在意義がないからです。したがって、詳しくは述べませんが、夢が夢主の未来を暗示する、こんなことはあり得ませんし、まして、夢占いなどに意味があるはずがないのです。

ちなみに、私たちがみた夢を思いだすとき、そのほとんどは、白黒画像、として表現されていますが、お年よりのみる夢では、カラー画像、として表現されていることが比較的多い、といわれます。なぜ、お年よりのみる夢では、カラー画像、として表現されていることが多いのか、それには、なぜ私たちの思いだす夢が白黒画像なのか、そこから考えてみる必要がありますが、二つの可能性が考えられます。

一つは、夢自体はすべてカラー画像でみていても、思いだすときに白黒画像に変身する可能性です。たとえば、過去に眺めた、大きな駐車場にたくさんの車がいる場面、これを思いだすとき、ほとんどの人は、カラー画像ではなく、白黒画像、あるいは、それにちかい画像として思いうかべているはずです。車はもちろん、駐車場も、みていたときはカラー画像であったのに、思いだすときは白黒画像に変身しているのです。なぜ、みていたときはカラー画像であったのに、思いだすときは白黒画像に変身しているのか、それは、その情景をみていたときに、なにげなくみていただけで、記憶機能がほとんどはたらいておらず、記憶がおぼろでしかないからです。おぼろな記憶ですから、思いだすとき、それが白黒画像になっていても不自然な現象ではないのです。夢も、この現象と同じで、カラー画像でみた夢を白黒画像として思いだしているのかもしれないのです。なぜなら、駐車場の場面を思いだした場合と同様、夢をみているときも、記憶にとどめよう、という意思がはたらいていないのはもちろん、記憶機能自体のはたらきも弱まっている、したがって、夢の像が、目覚めているときになにげなくみた駐車場の場面を思いだす像に輪をかけて、単純化して思いだされて不思議はないからです。

もう一つは、夢の画面がすでに白黒化している、すなわち、みている夢が白黒画像である可能性です。睡眠時思考は眠っているときの思考で、当然、その活性も低下していますから、脳裏に描かれる像が白黒化している、これもあり得て不思議はないのです。

いずれにしても、普通、夢の多くが白黒画像として思いだされるのは、夢が、思考活性が低下し、心のはたらきも弱まって記憶機能が低下している状態でみられるからですが、一方、浅い眠りの多いお年よりの眠りでは、思考活性の低下や心のはたらきの弱まりが軽度で、それらが目覚めているときとそれほど大きく違いませんから、お年よりが、カラー画像の夢をみて、そのままカラー画像として思いだすことがあっても、それほど奇異なことではないのです。

⑦昼と夜との区別がつきにくくなります

昼夜逆転、とまではいかなくても、夜も昼も、目覚めているでもないし、そうかといって、眠っているのでもない、このような状態になっているお年よりが稀ではないのですが、それは、年をとると、思考活性が低下し、それに連動している心のはたらきが弱まること、それと、睡眠相と睡眠サイクルのリズム振幅が小さくなることに起因します。心のはたらきが弱まると、昼間、目覚めていても覚醒度が高まらず、居眠りをするには好都合ですし、睡眠相や睡眠サイクルのリズム振幅が小さくなると、夜、眠っても浅い眠りにしかならず、中途覚醒が多くなりますから、夜の眠りが不充分になります。結局、夜の眠りで確保できなかった眠りの量を覚醒度が高まらない昼間の居眠りでおぎなうことになり、これは、昼寝をするから夜眠れない、夜眠れないから昼寝をする、このような悪循環を形成することになり、結果は、昼も夜もうつらうつら状態、すなわち、昼と夜との区別が判然としなくなるのです。

さらに、閉じこもりも、昼夜の区別をつきにくくする原因の一つになります。年をとると、気分が滅入ったり、うごきが不自由になることもあり、閉じこもりになりやすいのですが、することもなく自分の部屋にいれば、どうしても思考活性が低下し、つれて心のはたらきも弱まって居眠りをしがちになります。その昼間の居眠りが睡眠相や睡眠サイクルのリズム振幅が小さくなることで浅くなったお年よりの夜の眠りをさらに妨げるのです。

年をとって、思考活性が高まらず、心のはたらきが弱まったり、睡眠相や睡眠サイクルのリズム振幅が小さくなる、これは、加齢による生理的な現象ですからある程度は仕方がありません。しかし、本を読んだりテレビをみるなどして考える時間を増やせば、いくらかではあっても、思考活性の低下に抵抗できますし、また、生活に規則性を持たせる、すなわち、夜は決まった時間に眠り、朝は決まった時間に起きる、そして、昼間は、できるだけ、居眠りをせず、体をうごかす、このように心がけることで、ちょっとは睡眠相や睡眠サイクルのリズム振幅が改善できます。実感できるほどの効果があるかどうかはわかりませんが、夜に眠れなくて苦痛を感じているのであれば、こころみてみたら、と思います。

睡眠相や睡眠サイクルのリズム振幅が小さくなることや思考活性が低下することで夜の眠りが浅くなり昼間の覚醒度が高まらない、これは、程度はともかく、年をとればだれにでも現れる現象なのですが、昼夜の区別がつきにくくなる、それには、子どもがえり現象の一つでもある、覚醒領域や睡眠領域の狭まり、これも大きく関与しているのではないか、と私は考えています。詳細は「目覚めや眠りを失った人々（風詠社）」で述べてありますので省略しますが、年をとると、その程度はともかく、覚醒領域も睡眠領域も狭まってきます。老人施設などには、覚醒領域や睡眠領域が極端に狭まって、ほとんど境界領域しか残っていないために、一日二十四時間、眠っているでもないし目覚めているでもない、このような状態にあるお年よりが稀ではないのです。

人の意識領域には、覚醒領域、睡眠領域、境界領域（覚醒と睡眠が混ざり合った領域）がありますが、覚醒領域には、覚醒度の高さによって、覚醒度が高い領域から低い領域が、睡眠領域には、睡眠深度の深さによって、睡眠深度が浅い領域から深い領域が、覚醒と睡眠の境界領域には、覚醒と睡眠の混合比によって、覚醒優位の領域から睡眠優位の領域が、それぞれあります。そして、覚醒領域と睡眠領域の大きさが覚醒度の上限や睡眠の最大深度を制限するのですが、覚醒度の上限を制限する覚醒領域の大きさは思考活性の活性度に連動している心のはたらきの強弱のあり様で決まり、睡眠の最大深度を制限する睡眠領域の大きさは睡眠相のリズム振幅の大きさのあり様に左右される、このように私は考えています。

年をとり、思考活性が、子どもがえり現象によって、高まることがなくなれば、それに連動している心のはたらきも、強まることなく、弱まったままになります。このように、思考活性が高まらず、それに連動している心のはたらきが、強まることなく、弱まった状態にしかならなければ、覚醒度が高くなることがありませんから、覚醒領域の覚醒度が高い領域は使われることがなくなります。とすれば、使われることのない覚醒領域の覚醒度が高い領域は廃用症候群現象によって消えていくことになります。一方、睡眠領域も、年をとると睡眠相のリズム振幅が小さくなりますが、睡眠相のリズム振幅が小さくなれば、睡眠相のリズム振幅の大きさが睡眠深度を左右しているのですから、睡眠深度が深くなることはない、すなわち、睡眠深度の深い領域は使われることがなくなります。とすれば、使われることのない睡眠領域の睡眠深度が深い領域も、やはり、廃用症候群現象によって消えていくことになります。

当然ですが、心のはたらきが弱まれば眠りは深くなるのですから、睡眠相のリズム振幅が小さくなって深い眠りがなくなれば、それに相応して心のはたらきの弱まりも限定的なものになります。つまり、子どもがえり現象によって意識領域が狭まる場合、覚醒時は、思考活性が高まらないことで連動している心のはたらきの強まりが限定され、睡眠時は睡眠相のリズム振幅が小さくなることで心のはたらきの弱まりが限定されますので、心のはたらきの強弱もその幅が狭まるのです。しかも、心のはたらきの強弱は、覚醒領域と睡眠領域、それぞれでの強弱の幅がおおよそ拮抗していて、心のはたらきが、覚醒領域で強くなり得なければ睡眠領域で弱くもなり得ず、睡眠領域で弱くなり得なければ覚醒領域で強くもなり得ない、すなわち、覚醒領域での心のはたらきの強さ程度と睡眠領域での心のはたらきの弱さ程度は、強いと弱い、という、逆の方向ではありますが、程度、ということでは同じくらいになるのです。

いずれにしても、使われない領域は廃用症候群現象によって消えていきますから、お年よりの、思考活性が低下し、心のはたらきが弱まった覚醒領域で残るのは、覚醒度の低い領域だけ、睡眠相や睡眠サイクルのリズム振幅が小さくなった睡眠領域で残るのは、睡眠深度の浅い領域だけ、となります。このように、残っているのが、覚醒領域でのエリアが覚醒度の低い領域だけになれば、覚醒度の高いエリアがないのですから、覚醒度の高い目覚めはあり得ないわけですし、睡眠領域でのエリアが睡眠深度の浅い領域だけになれば、睡眠深度の深いエリアがないのですから、深い眠りもあり得ないことになります。しかも、この後すぐに述べますが、覚醒領域と睡眠領域は、おたがいが相対しているエリアの存在を可能にしている関係にありますので、覚醒領域のエリア、睡眠領域のエリア、それらが単独で消えることはなく、覚醒領域の覚醒度の高いエリアが消えれば、相対して存在している睡眠領域の睡眠深度の深いエリアも消えますし、睡眠領域の睡眠深度の深いエリアが消えれば、相対して存在している覚醒領域の覚醒度の高いエリアも消えてしまうのです。そして、覚醒領域と睡眠領域の狭まり、この現象の究極は、覚醒領域も睡眠領域も消えて、残る領域が目覚めと眠りの混ざり合った境界領域のみになります。とすれば、そのようになったお年よりは、目覚めも眠りもないのですから、昼夜の区別どころではなく、新生児と同じように、一日二十四時間、同じ状態、目覚めているのでもないし、眠っているのでもない、となるしかないのです。

残っているのが境界領域だけ、ここまで意識領域が狭まることは稀ですが、覚醒領域も睡眠領域も、その程度はともかく、年をとればだれでもそのエリアは狭まっていきます。そのエリアの狭まりは、覚醒領域側からと睡眠領域側から、両者が並行してすすんでいくこともなくはありませんが、「子どもがえり現象」のはじまりや進行速度が機能別に違い、覚醒領域の狭まりはその因が思考活性に連動している心のはたらきの弱まりに、睡眠領域の狭まりはその因が睡眠相のリズム振幅の縮小化に、それぞれあり、それらの進行速度に違いがありますから、たいていは、どちらかが先行します。したがって、覚醒領域側から狭まる場合と、睡眠領域側から狭まる場合が想定されるのですが、しかし、覚醒領域と睡眠領域は、先にも述べたように、おたがいが相対していているエリアの存在を可能にしている関係にありますから、覚醒領域の覚醒度の高いエリアが消えれば、相対して存在している睡眠領域の睡眠深度の深いエリアも消えますし、睡眠領域の睡眠深度の深いエリアが消えれば、相対して存在している覚醒領域の覚醒度の高いエリアも消えてしまいます。つまり、覚醒領域の覚醒度の高いエリアが消えてしまったのに、睡眠領域の睡眠深度の深いエリアが残っている、こんなことはありませんし、また、睡眠領域の睡眠深度の深いエリアが消えてしまったのに、覚醒領域の覚醒度の高いエリアが残っている、こんなこともあり得ないのです。ですから、覚醒領域の覚醒度の高いエリアから低いエリアまでが消えるか、睡眠領域の睡眠深度の深いエリアから浅いエリアまでが消えてしまえば、相対しているそれぞれのエリアも消え、残るのは境界領域だけになりますので、そのような状態になったお年よりは、目覚めと眠りの混ざり合った境界領域のみに生きることになる、すなわち、昼と夜との区別がまったくなくなるのです。もちろん、意識領域で残っているのは境界領域だけ、ここまでになるのは稀ではありましょうが、しかし、年をとればだれでもが、思考活性の低下にともなって心のはたらきは弱まりますし、睡眠相のリズム振幅も小さくなりますから、程度はさまざまではあっても、傾向としては、意識領域が狭まり、昼間はぼんやりで夜の眠りが浅い、このようになるのは間違いありません。

では、なぜ覚醒領域と睡眠領域はおたがいが相対しているエリアの存在を可能にしている、と考えるのかですが、それは、覚醒領域と睡眠領域、それらのエリアが狭まる因に違いがあるからです。その因が、覚醒領域の狭まりは思考活性の活性度に連動している心のはたらきの弱まりにあり、睡眠領域の狭まりは睡眠相のリズム振幅が小さくなることにあるのですが、それらは別系統の存在で、心のはたらきの弱まる速度と睡眠相のリズム振幅が小さくなる速度に違いがありますので、かりに、そのような現象（覚醒領域と睡眠領域はおたがいが相対しているエリアの存在を可能にしていること）がなければ、睡眠領域が消えて覚醒領域だけが残っている、こんな状態になり得て、目覚めだけがあって眠りのない人間が存在することになりますし、また、覚醒領域が消えて睡眠領域だけが残っている、こんな状態になり得て、眠りだけがあって目覚めのない人間が存在することにもなります。しかし、現実には、覚醒領域も睡眠領域も消え、境界領域しか残っていなくて目覚めも眠りもなくなった人間はいますが、目覚めだけがあって眠りがない人間も、また、眠りだけがあって目覚めがない人間もいないのです。したがって、覚醒領域と睡眠領域はおたがいが相対しているエリアの存在を可能にしている、このように理解するしかないのです。

なお、意識領域の狭まりと認知症、これら二つは、併発することが稀ではありません、というよりは、多くで併発するのですが、しかし、意識領域の狭まりは、思考活性の活性度に連動している心のはたらきの弱まり、あるいは、睡眠相のリズム振幅の縮小化、これらに因があり、認知症はもの忘れに因があるので、この両者には、発症の因が違いますから、基本的には関連がありません。

ちなみに、覚醒領域も睡眠領域も消えた人は境界領域でのみ生きることになりますが、その領域は目覚めと眠りが混ざり合っている領域ですから、そのような人の脳裏には覚醒時思考と睡眠時思考が共在している状態が想像されます。とすれば、妄想もせん妄も覚醒時思考と睡眠時思考が同時に脳裏に描かれることで発現する現象ですので、覚醒領域も睡眠領域も消えて境界領域でのみ生きている人は、あるいは、妄想やせん妄におちいっている、と考えられるかもしれませんが、しかし、それはないのです。なぜなら、次の「妄想とせん妄」のところで述べるように、妄想もせん妄も目覚めていながら覚醒時思考と睡眠時思考が同時に脳裏に描かれる現象ですが、それらの人たちには目覚めそのものがないからです。

(8) 妄想とせん妄

私の理解では、覚醒と睡眠を分け、覚醒度や睡眠深度を決めるのは心のはたらきの強弱で、その強弱は思考の活性度と連動している、となっていますから、思考が消えれば、連動している心のはたらきも消えて失神状態になってしまいます。したがって、覚醒時も睡眠時も、生きているかぎり、あるいは、失神しないかぎり、思考が途絶えることはありません。途絶えることのない思考、そのなかの、目覚めているときの思考が覚醒時思考で、眠っているときの思考が睡眠時思考です。

目覚めているときの思考が覚醒時思考で、眠っているときの思考が睡眠時思考ですから、普通、それらが同時に脳裏に描かれることはないのですが、目覚めていながらそれらが同時に脳裏に描かれている状態、それが、妄想であり、せん妄である、と私は理解しています。

私は、妄想とせん妄、その成立の仕組みについては次のように考えています。

私たちの脳裏には、いつでも活性化し顕在思考に変身できる態勢にありながら、活性化せずに潜んでいる潜在思考が数多《あまた》存在します。たとえば、「お散歩の途中で本屋さんに寄ってこよう」とか、「今日のお昼はカレーライスにしよう」、というような思考があったとしても、それを意識しなければ、脳裏に像が描かれていませんから、それらは、潜在思考、としてあるだけです。もちろん、それを意識すれば、ただちに顕在思考に変身して、脳裏に像が描かれることになります。

妄想もせん妄も、覚醒時思考と睡眠時思考が脳裏に共在することで発症するのですが、その際、脳裏に描かれる覚醒時思考は、脳裏に数えきれないくらい多くある潜在思考、そのなかの一つ（多くの場合、日常的な思考です）が活性化した顕在思考です。人の脳裏に数多ある潜在思考は、表面には現れず、潜んでいるだけですが、いつでも、活性化し、顕在思考、すなわち、覚醒時思考ないし睡眠時思考（顕在思考は脳裏に描かれている思考ですから、それには覚醒時思考も睡眠時思考もふくまれています）に変身することのできる思考なのです。

一方、妄想やせん妄におちいった後、覚醒時思考と脳裏に共在する睡眠時思考は、妄想では、ほとんどの場合、妄想におちいる前に脳裏に描かれていた空想か回想が、普通なら、脳裏に潜んでいた潜在思考の一つが活性化して覚醒時思考になったと同時に、不活性化し、潜在思考に変身して脳裏から消えてしまわなければならないにもかかわらず、不充分にしか不活性化がなされず、顕在思考のまま睡眠領域に移行した思考であり、せん妄では、目覚める前に脳裏に描かれていた睡眠時思考（夢思考）がそのまま睡眠領域に取り残された思考である、このように私は理解しています。

もちろん、妄想におちいることなく、普通に空想や回想から離脱する場合は、脳裏に描かれていたそれらの思考（空想や回想）は、空想や回想を描いていたときには活性化していなかった潜在思考の一つが活性化して変身した覚醒時思考にとってかわられ、潜在思考になって描かれていた像は脳裏から消えてしまいますし、せん妄におちいることなく普通に目覚める場合は、脳裏に描かれていた睡眠時思考（夢思考）は、睡眠時には活性化していなかった潜在思考の一つが活性化し、覚醒時思考に変身して目覚めると同時に、潜在思考になって描かれていた像は脳裏から消えてしまいます。ですから、異常事態にならないかぎり、脳裏に覚醒時思考と睡眠時思考が同時に描かれることはない、すなわち、妄想やせん妄におちいることはないのです。それでは、なぜ、年をとると脳裏に覚醒時思考と睡眠時思考が同時に描かれるような異常事態が発現しやすくなるのか、これが問題になりますが、それは、年をとると、妄想の源になる空想や回想をすることが多くなり、また、せん妄の源になる回想場面を夢にみることが多くなるからですが、加えて、空想や回想を描いている状態から離脱するには、潜在思考の一つが活性化、覚醒時思考に変身したとき、空想や回想の活性を低下させ、それらで描かれていた像を消去しなければなりませんし、夢思考から離脱するには、潜在思考の一つが活性化、覚醒時思考に変身したとき、夢思考の活性を低下させ、夢思考で描かれていた像を消去しなければなりませんが、それら消去すべき思考の活性を低下させる機能のはたらきが弱まる、こんな現象があるからではないか、と私は考えています。加齢はあらゆる機能を低下させますから、このような機能が低下するのも間違いないのです。

ちなみに、目覚めていながら覚醒時思考と睡眠時思考が同時に脳裏に描かれるのが妄想ないしせん妄ですが、眠っていてそれらが同時に描かれたらどうなるのか、という疑問がなくはありません。しかし、かりに、そのような状態があり得た、としても、当人は眠っているのですから、もちろん、言動としては表現されませんし、当人自身もそれを認識することがありません。したがって、現実、眠っているときに、覚醒時思考と睡眠時思考が同時に脳裏に描かれる、こんなことがあるのかどうかもわからないのです。

①妄想におちいりやすくなります

妄想は、現実にはないことがらを、一定期間、他者の説得によっても揺るがない仕方で強く確信する病的な誤った判断ないし観念、となっています（医学大辞典　南山堂）。しかし、これではどんな状態なのかが具体的にわかりませんので、私は、その仕組みについて、次のように理解しています。

妄想は、目覚めていて、脳裏に覚醒時思考が描かれている状態からスタートします。ただし、妄想に転化する覚醒時思考、そのほとんどが空想か回想ですので、ここではこの二つの思考に限定して話をすすめます。空想は、現実にはほとんどあり得ないことがら、あるいは、ほとんど起こり得ないことがらを想いうかべる思考、回想は過ぎ去った過去を想いうかべる思考で、いずれも覚醒時思考ですが、妄想は、脳裏に描かれていたそれらの思考（空想や回想）が、空想や回想を描いていたときには潜在していた数多ある潜在思考、そのなかの一つが活性化した覚醒時思考にとってかわられ、正常であれば不活性化して脳裏から消えるはずなのにもかかわらず、不活性化が不充分にしかなされないため、消えずに睡眠領域に移行し、睡眠時思考として残ることで発症します。当然、覚醒と睡眠を分ける心のはたらきの強弱は、脳裏に複数の思考があるとき、活性の高いほうの思考の活性度に連動しますから、覚醒時思考の活性度に連動して目覚めています。結局、妄想状態にあるときは、目覚めていながら、覚醒領域にある潜在思考の一つが活性化して変身した覚醒時思考と、睡眠領域に移行し、睡眠時思考に変身したかっての空想や回想が脳裏に同時に描かれていることになります。とすれば、かっての空想や回想が睡眠時思考に変身して目覚めていての脳裏に描かれるのですから、当人がそれを現実、と誤認するのは当然で、したがって、妄想におちいると、私たちの理解がおよばない言動が現れることになるのです。たとえば、お年よりの話を聞いていると、ときに、海をへだてた遠いところに簡単にいってきたように話すことがありますが、それは、空想、それが睡眠時思考に変身して妄想化したものでしょうし、ときには出勤するような行動になることがありますが、それは、会社勤め時代を想いだしていての回想、それが睡眠時思考に変身して妄想化したことによる行動なのです。

妄想は、心のはたらきの強弱は覚醒領域にあって、つまり、目覚め状態のまま、覚醒時思考と睡眠時思考が脳裏に共在しているもので、思考全体が睡眠時思考になっているのではありませんから、妄想時の言動のすべてが現実とかけはなれるわけではありません。ですから、受け答えや行動も、すべてが、異常、というのではなく、部分的には覚醒時思考による正しい反応と正しい行動が可能なのです。

妄想時は脳裏に覚醒時思考と睡眠時思考が同時に描かれているのですが、無意識領域にある睡眠時思考部分には当人といえども任意の意思がいれられませんから、それ（睡眠時思考部分）を、他からはもちろん、自らも修正することはできません。したがって、次に述べるせん妄も同じなのですが、妄想からの離脱には、自然の経過で、睡眠時思考部分が、活性が低下し、潜在思考になって描かれている像が脳裏から消えてくれる、このほかの筋道はないのです。

ちなみに、目覚めていての現実の世界は、空間プラス時間の四次元の世界で、しかも、次元の秩序が確立していますから、空間には広さが、時間には長短と前後が、それぞれ整然として存在します。一方、眠っていての夢の世界は、空間プラス時間の四次元の世界ではありますが、次元の秩序が崩壊していますから、そこでは、空間は広さが、時間は長短や前後が、それぞれ無視されて表現されます。したがって、夢の世界では、夢主が空想や回想さえできれば、遠くはなれた外国にはもちろん、月にさえも歩いていけますし、また、長時間での出来事が瞬時に表現されたり、すでに死んだ人が生きている姿で、あるいは、まだ生きている人が死んだことになって、それぞれでてくることも茶飯なのです。このように、夢の世界は次元の秩序が崩壊しているのですが、妄想状態やせん妄状態になるとその夢の世界を現実、と誤認するわけですから、私たちの理解がおよばない言動が現れて不思議はないので、したがって、海をへだてた遠いところにも歩いていけますし、会社勤め時代にも容易にもどれるのです。

人間に備わっている機能は加齢による衰えが避けられません。空想や回想、夢思考から離脱するには、潜在思考の一つが活性化、覚醒時思考に変身したとき、それらの活性を低下させ、潜在思考に変身させなければなりませんが、それら不要になった思考の活性を低下させる機能のはたらきも弱まるのです。たしかに、不要になった思考の活性を低下させる機能のはたらきが弱まること、これが妄想やせん妄におちいりやすくなるもっとも重要な要因ではありますが、加えて、辛い現状からの逃避も要因の一つになります。なぜなら、現状に不満があるとそこから逃げだすために脳裏に空想や回想を描きがちになるのですが、それが睡眠時思考に転化して妄想になるのは現状への不満がそれなりに大きい場合が多いからです。したがって、お年よりが妄想状態にあるときは、睡眠時思考部分には当人といえども任意の意思がいれられず、それ（睡眠時思考部分）を説得で修正することはできないのですから、とりあえずはその状態を容認し、お年よりの居心地がよくなるように取りまく環境を改善、妄想からの離脱を待つしかないのです。

②せん妄におちいりやすくなります

せん妄は、錯覚・幻覚・精神運動興奮・不安、これらが加わった特殊な意識障害、となっています（医学大辞典　南山堂）。しかし、やはり、妄想の場合と同じように、これではどんな状態なのかが具体的にわかりませんので、私は、その仕組みについて、次のように理解しています。

せん妄は、妄想とは逆に、眠っている状態からスタートします。眠って夢をみている状態から、眠っているときには活性化していない多くの潜在思考、そのなかの一つが、活性化し、覚醒時思考に変身して脳裏に描かれ、目覚めたにもかかわらず、普通なら目覚めと同時に不活性化し脳裏から消えるはずの睡眠時思考（夢思考）が、不活性化がなされず、脳裏にそのまま残ることで発症するのです。そして、せん妄におちいった人はその睡眠時思考を現実、と誤認するわけです。

妄想は、目覚めていて、空想や回想を想い描いている状態からスタートしますので昼間に発症することが多いのですが、せん妄は、眠っていて、夢をみている状態からスタートしますので、当然、夜間に発症することが多くなります。ただし、お昼寝でも夢をみますから、その場合、せん妄は昼間でも発症します。たとえば、お年よりが、すでに成人した自分の子どもがまだ赤ちゃんであったりするような、自分の若かりしころの出来事をあたかも現実のように話すことがありますが、これは、夢にみていた昔の出来事、それが目覚めてからも睡眠時思考としてそのまま脳裏に描かれていて、それを現実と誤認しているのです。

もちろん、せん妄状態にあっても、思考のすべてが睡眠時思考ではなく、脳裏には正常な覚醒時思考も共在しているのですから、一部、会話は成立しますし、呼びかけにも、結構、正しく反応できます。この成立している会話の部分や正しく反応できている部分は正常な覚醒時思考によるものです。

妄想と同じく、せん妄も脳裏に覚醒時思考と睡眠時思考が共在しているのですが、その睡眠時思考部分は、他からの説得によってはもちろん、自らの目覚め状態での意思によっても修正することはできません。睡眠時思考は無意識領域での現象ですから、そこに目覚めていての有意識状態での意思はいれられないのです。ですから、せん妄状態にあるときも説得によってそこから離脱させることはできないので、妄想からの離脱がそうであったように、せん妄からの離脱も、自然の経過で、睡眠時思考部分の活性が低下し、それが脳裏から消えてくれるのを待つしかないのです。ただし、妄想もですが、せん妄も生活環境がわるいと発症しやすくなるのは間違いありませんので、そこから離脱させるには、居心地のよい環境をつくってあげることが大切なのはもちろんです。

ちなみに、先に、医学大辞典（南山堂）に書かれている妄想とせん妄ついて紹介しましたが、妄想とせん妄、それらが私の想定している仕組み（妄想もせん妄も、目覚めていながら、覚醒時思考と睡眠時思考が脳裏に共在することで発症する、という理解）で発症するのであれば、そのような仕組みで発症する妄想やせん妄は医学大辞典に述べられていることがらのすべてをクリアしていることになります。なぜなら、私の想定している妄想やせん妄の源、睡眠時思考では、次元はあってもその秩序が崩壊していますので、空想や回想で脳裏に描かれた、現実にはあり得ないことがらや過去の出来事が現実として表現されても、また、錯覚や幻覚による現象が現実として表現されても、いずれもなんの不思議もありませんし、さらには、睡眠時思考は無意識領域での現象ですので、それ（妄想やせん妄の源になっている睡眠時思考）は他者の説得ではもちろん、自らの有意識領域での意思によっても訂正ができないからです。

おわりに

動物の最長寿命が種によって決まっていることから考えて、寿命が遺伝子上にプログラミングされているものであることは間違いありません。寿命の終わり、すなわち、死が遺伝子上にプログラミングされているものでなく、偶然性に左右される因子だけでおとずれるのであれば、「Ⅱ老化をすすめる仕組み、その主役は」でも述べたように、その数はきわめて少ないにしても、たまたま老化を促進するような出来事や死にいたらしめるような出来事にめぐり会わず、二百才とか三百才まで生きる個があってもいいわけですが、それがないのですから、やはり、寿命は遺伝子上にプログラミングされていて、人の最長寿命も決まっている、このように理解するしかないのです。

寿命が遺伝子上にプログラミングされているのはいいのですが、かりに、人間の最長寿命が百二十才とすると、百二十才になるまでに、病や事故による死がなければ、だれもが、百二十才まで元気でいて、百二十才になったとたん、死ぬことになります。しかし、これはいかにも不自然ですから、この不自然さを解消しなければなりません。それを解消するには、最長寿命に到達するまでに、病などによる死によって徐々に個体数を減らし、かりに、最長寿命まで生き残っている個がいれば、その時点でその個を死に誘う、このように設定すればいいわけで、そこで登場するのが老化です。老いは、人々が最長寿命に向かって旅をしている途中、適宜、死にいたる病を誘発させ、かりに、最長寿命になっての生き残りがいれば老死に誘うのです。とすれば、死を自然な形で遂行させる老化は、遺伝子上にプログラミングされている寿命にはなくてはならない付属品みたいなものですから、これも遺伝子上にプログラミングされていなければなりません。そして、老化が遺伝子上にプログラミングされているものであれば、老いの誘う病をふくめて、器官や臓器の加齢による衰え、それらがいかに歓迎しがたいものであっても、私たちは、それを受容し、対応して生きていくしかないのです。

小著をお読みいただいて、お年よりはご自身の、若者は、ご両親や祖父母、会社の上司などの、それぞれ心身のあり様を知るきっかけにしていただければ幸いです。

小著出版にあたりまして、多大なご支援とご指導をいただきました風詠社社長大杉剛氏に深く感謝いたします。

以下のことがらは、著者、私のオリジナルです（あいうえお順）

1　意識領域の狭まり

2　思考の分類　正常思考の分類・・理性優位型思考・感情優位型思考
異常思考の分類・・パニック思考・材料欠落思考

3　宗教であるための必要条件

4　進行形の記憶

5　年をとると、場所の空間的配置が脳裏に描きにくくなる

6　目覚めと眠りを分けるのは心のはたらきの強弱で、しかも、心のはたらきの強弱と思考の活性度は連動している

7　妄想とせん妄の仕組み

8　理性と感情の衰え、そのあり様

以下の文献その他を参考にさせていただきました（あいうえお順）

1　高齢者診療マニュアル　第一三八巻・特別号（2）　日本医師会

2　新版　老年心理学　井上勝也・木村周偏　朝倉書店

3　だんだん記憶が消えていく　デヴィッド・シェンク　松浦　秀明訳　光文社

4　長寿学　藤本　大三郎　ちくま新書
5　臨床睡眠医学　太田　龍朗　他編　朝倉書店
6　老化探究　加藤　邦彦　読売新聞社
7　老化の生物学と精神医学　武田　雅俊著　診療新社
8　老化の測定とその制御　中村　榮太郎　金原出版
9　老化はなぜ起こるか　S・Nオースタッド著　吉田　利子訳　草思社
10　老人の心理　穂永　豊著　中央法規出版
11　老年期うつ病　高橋　祥友著　日本評論社

♤著者プロフィール

杉山　弘道（すぎやま　ひろみち）

昭和 37 年　新潟大学医学部卒業
昭和 44 年　学位取得（医学博士）
昭和 46 年　長岡赤十字病院内科
昭和 52 年　内科医院開業
平成 11 年　介護支援専門員資格取得
平成 19 年　内科医院閉院　以降はフリー
所属学会　日本内科学会・日本認知症学会

著書

平成 16 年　老人性痴呆患者の問題行動を推理する（永井書店）
平成 17 年　「魂」ってなんだろう－葬式仏教は日本人の宝物－（牧歌舎）
平成 18 年　加齢症候群－老いの実態・傾向と対策（牧歌舎）
平成 19 年　六つのキーワードで理解する認知症老人の異常行動（牧歌舎）
平成 20 年　眠りの仕組みを知って不眠の悩みを解消する（牧歌舎）
平成 21 年　夢の不思議がわかる本（牧歌舎）
平成 22 年　ひろみちの夜間思考（風詠社）
平成 23 年　図で理解する眠りと夢（風詠社）
平成 24 年　便利につかわれている古典・昔話（民話）の夢（風詠社）
平成 25 年　認知症老人の異常行動が理解できる本（風詠社）
平成 25 年　次元の秩序が崩壊している夢の世界（風詠社）
平成 26 年　目覚めや眠りを失った人々（風詠社）
平成 27 年　「死後の世界」、来世に次元はあるのか（風詠社）
平成 28 年　境界領域と移行領域（風詠社）
平成 29 年　「眠り」と「夢」のなぜなぜなーぜ（風詠社）
平成 30 年　死後の世界（22 世紀アート　電子出版　アマゾン）

人はなぜ老いからのがれられないのか　老いが表現される症状 100

2019 年 7 月 26 日　第 1 刷発行

著　者　杉山弘道
発行人　大杉　剛
発行所　株式会社 風詠社
〒 553-0001　大阪市福島区海老江 5-2-2
大拓ビル 5 - 7 階
TEL 06（6136）8657　http://fueisha.com/
発売元　株式会社 星雲社
〒 112-0005　東京都文京区水道 1-3-30
TEL 03（3868）3275
印刷・製本　シナノ印刷株式会社

ISBN978-4-434-26247-0 C0077